送给老爸老妈的健康书

A Health Book
for Dad and Mom

主　编　严忠浩　张界红

编　者　徐爱华　严　峻　严　正　刘舒菲

插　图　周晨奕

湖南科学技术出版社

图书在版编目（CIP）数据

送给老爸老妈的健康书 / 严忠浩，张界红主编. —长沙：
湖南科学技术出版社，2022.3
ISBN 978-7-5710-1100-0

Ⅰ．①送… Ⅱ．①严… ②张… Ⅲ．①保健－基本知识
Ⅳ．①R161

中国版本图书馆 CIP 数据核字（2021）第 146523 号

SONGGEI LAOBA LAOMA DE JIANKANGSHU

送给老爸老妈的健康书

主　　编：严忠浩 张界红
出 版 人：潘晓山
责任编辑：李　忠　王　李
出版发行：湖南科学技术出版社
社　　址：长沙市芙蓉中路一段 416 号泊富国际金融中心
网　　址：http://www.hnstp.com
湖南科学技术出版社天猫旗舰店网址：
　　　　http://hnkjcbs.tmall.com
邮购联系：0731－84375808
印　　刷：湖南凌宇纸品有限公司
　　　　（印装质量问题请直接与本厂联系）
厂　　址：长沙市长沙县黄花镇黄垅新村工业园财富大道 16 号
邮　　编：410137
版　　次：2022 年 3 月第 1 版
印　　次：2022 年 3 月第 1 次印刷
开　　本：710 mm×1000 mm　1/16
印　　张：14.5
字　　数：205 千字
书　　号：ISBN 978-7-5710-1100-0
定　　价：39.50 元

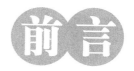

　　我国伟大的思想家、教育家孔子说："父母之年，不可不知也。"（《论语》）但据调查资料表明，我国现代中青年中至多只有20％的人，能清楚说出自己老爸老妈是何年何月何日生的。

　　如何关爱老爸老妈，如何感恩老爸老妈？已成为当今社会的热门话题之一。何为孝？早在2500多年前，孔子就说过"父母唯其疾之忧""今之孝者，是谓能养。至于犬马，皆能养。不敬，何以别乎？""色难。有事，弟子服其劳；有酒食先生馔，曾是以为孝乎？"（《论语》）这些话的意思是最牵挂担忧的是父母的健康；别以为孝只是给父母办点事、给点吃喝，这些连狗、马都能做到，这不能算孝敬。其实，最好的感恩，最大的关爱是关心老爸老妈的身心健康。

　　现实生活中，由于老爸老妈对自己的生理、心理功能的衰老变化不了解，对自己在社会、家庭中角色的转变不理解，对生活环境、生活节奏的变化不适应等原因，导致他们或多或少会在生活中碰到这样和那样的难题。如果这些问题得不到正确的处理，就会直接影响到老爸老妈的身心健康、夫妻恩爱、家庭幸福、生活质量，还会影响社会的安定和谐。

　　目前，我国老年人已有2亿多，有7000多万对老爸老妈。为此，我们把自己在工作实践中所遇到的有关老爸老妈身心健康的问题，编写成《送给老爸老妈的健康书》，献给广大的老爸老妈读者，使他们能多了解一些与自己相关的身心健康知识。愿此书对广大读者能幸福地走过人生旅途，有些帮助和益处，这是我们作者的最大的欣慰。

本书也是为广大中青年朋友准备的，使他们能奉献给自己老爸老妈一份最好最有孝心的礼物。

限于我们的水平，书中的缺点和不足之处在所难免，恳请广大读者批评指正。

严忠浩
于上海

目录

1 老爸老妈的健康从认识"老"开始

人们常说"健康不是一切，但没有健康就没有一切""健康是一，其余都是后面的零"。老爸老妈要健康，首先要了解自己、认识自己。那么，我们就从"老"开始来谈老爸老妈的健康吧！

一 老年人划分的标准

人人都懂得"老年"的含意，但是老年人年龄的界限究竟怎样划分，全世界至今说法不一。只有根据各国民族、地区、社会现状及人的身体情况，加以综合研究分析后，才能合理地进行年龄分期。

几千年来，我国古代文献中，对于"老"的年龄界限认识也并不一致。《庄子》说"下寿六十"；《说文》说"七十曰老""年八十曰耋"

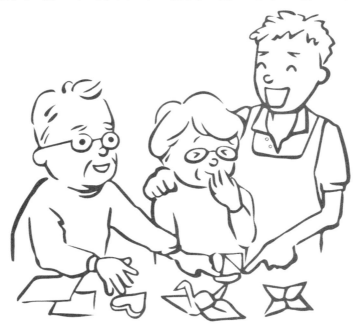

"年九十曰耄";《灵枢·胃气失常》说"人年五十以上为老"。从先秦至唐代，比较集中的看法是五十以上为老，就连古代文学名著《三国演义》中刘备也说："朕闻人年五十年，不称夭寿。"

从老年医学角度来讲，"老年"是人类生命过程中细胞组织与器官不断趋于衰老，生理功能日趋衰退的一个阶段。总的来说，老年人各种细胞、组织、器官的结构与功能都随着年龄的增长而逐渐衰老。但是，人类的衰老变化是渐渐进行的，它受到先天性的遗传因素和后天性的环境、生活因素等多方面因素联合作用的影响，每个老年人的个体差异很大，年龄越大这种差异越显著。因此，各人衰老的速度不尽相同，即使在同一个老人身上，各种脏器、各个系统的衰老变化也并不是完全一致的。"老年"这一个词只具有相对的意义，很难绝对地说每个人从什么时候起算进入老年期，成为老年人。

各国对老年期的起始年龄的划分，至今世界上还没有一个统一的规定。1980年11月30日召开的国际老年学会亚太地区第一次会议规定，以60岁以上为老年人。1982年联合国召开的世界老龄问题大会上，联合国秘书长建议年满60岁为老年人。1982年我国第二届老年医学学术会议根据国家的具体情况及人口年龄构成现状，建议我国60岁为老年人。我国历来称60岁为"花甲之年"，目前规定这年龄为退休年龄，45～59岁为老年前期系中年期，将60～89岁定为老年期。60～70岁的人群称为"年轻的老年人"；75岁以上人群称为"老年人"；90岁以上为长寿期，这时期的人群称为"长寿老人"。

二 人的5种年龄

简单地以60岁以上为老年的界限，虽然很明确，但是不太科学，因为有的60岁的人皮肤润泽、肌肉丰满、乌发红颜、耳聪目明、思维敏捷，生理、心理状态还较年轻，好像只是四五十岁的中年人。而有的人虽然只有60岁，却皱纹满面、牙齿脱落、肌肉萎缩、老态龙钟，犹如70岁的老人。因此，科学家把人的年龄，科学的用5种方法来分别计算：

1. 日历年龄（又称自然年龄）：是从人出生后按时间来计算的年龄，随着时间推移而增长，多活一年就多长一岁。

2. 生理年龄：即生理的健康程度，是指人在发育、成长、衰老阶段，依身体内脏各器官老化的程度计算的年龄。

3. 心理年龄：即按记忆、理解、反应、性格、兴趣爱好，对新鲜事物敏感程度等心理状况来计算年龄。

4. 外貌年龄：是指人的相貌、仪容、体态、活动能力的状况。

5. 社会年龄：即为社会做贡献的期限，虽然一般说来人到退休，社会年龄基本结束，但大多数老人在退休后仍然能"老有所为"。有很多老人虽已高龄，仍为社会、为人类继续做出卓越的贡献，如革命领袖邓小平、邓颖超，大文学家萧伯纳、列夫·托尔斯泰，大画家齐白石、毕加索等，他们的社会年龄都是很长的。

在上述 5 种年龄中，日历年龄是计算年龄的标准，生理年龄和心理年龄可以通过养生之道来延长寿命。一般说来，生理年龄和心理年龄小于日历年龄者，其寿命较长；反之，则寿命较短。外貌年龄则可以通过保养、美容来显得年轻，日历年龄是不以人的意志为转移的，不管你如何善于保养，也无论你怎样懂得生活，任何人的岁月都是"无可奈何花落去"。而社会年龄则因人而异，有的人虚度年华，一生碌碌无为；有的人生命不息，为人民服务不止。

三　老爸老妈自测生理年龄

如果有人问到你的年龄，自然以自己出生年份，即日历年龄推算回答。不过，从医学的角度来看，应当以一个人的体内的细胞的状态来计算他的生理年龄。有一些 50 岁的人可能他的生理年龄只有 40 岁。同样，可能也有些人的生理年龄要比实际日历年龄大。值得人们重视的是，生理年龄越高于实际年龄，就越应当设法改变你的生活方式和改善客观条件。

人的生理年龄根据下面的状况，可用计分方法进行自测。

1. 性情：随和为 - 3 分；一般为 0 分；固执、易激动为 + 6 分。

2. 锻炼情况：实行有计划的体育锻炼为－12分；坐着工作者，但尚有适度锻炼为0分；坐着工作者，不参加体育锻炼为＋12分。

3. 家庭生活：自觉美满为－6分；一般为0分；紧张、常闹矛盾为＋9分。

4. 工作情况：工作时自觉得心应手为－3分；一般为0分；不顺心、自觉压力大为＋6分。

5. 环境污染：周围水、空气、土壤等受污染＋9分。

6. 吸烟：不吸烟为－6分；偶然吸烟为0分；每天吸20支香烟为＋12分，每天吸香烟40支以上为＋24分。

7. 饮酒：不饮酒或极少饮酒－6分；适度饮酒（每天少于两杯啤酒或100毫升白酒）＋6分；每天饮酒量大于适度饮酒量为＋24分。

8. 饮食：饮脱脂或低脂牛奶为－3分；粗、细粮搭配吃得多－3分；一日三餐离不开肉＋6分；每天吃50克以上动物油＋6分；每天饮咖啡、可乐超过4杯再加＋6分；吃菜时口味比别人咸再加＋6分。

9. 外出：遵守交通规则－3分；从不遵守交通规则＋12分。

10. 服药习惯：常喜欢擅自服药＋36分。

11. 体重：以20岁体重为准，现在体重超过那时的9千克，＋6分；每超过9千克再加＋6分；现在体重与20岁时一样，或超过那时4.5千克以下为－3分，超过4.5千克不到9千克为0分。

12. 血压：舒张压持续超过95毫米汞柱（12.7千帕）＋12分。

13. 血清胆固醇：超过6.0 mmol/L为＋6分。

14. 心脏：有器质性杂音＋24分；有风湿病病史再加＋48分；心电图检查有缺血性表现＋48分。

15. 肺脏：患过肺炎为＋6分；患过哮喘病再加＋6分。

16. 直肠：有息肉＋6分。

17. 其他疾病：如有习惯性便秘史＋12分；患糖尿病＋24分；患有抑郁症＋18分。

18. 体格检查：定期做全身检查－12分；定期做部分检查－6分。

19. 父亲（老爸老妈的爸）：现在活在世上，超过90岁为－15分；若他已亡故，死时超过68岁为0分；在68岁前亡故＋3分。

20. 母亲（老爸老妈的妈）：现在活在世上，超过 90 岁为 - 12 分；若她已亡故，死时超过 73 岁为 0 分；在 73 岁前亡故 + 3 分。

21. 婚姻：离婚、丧偶 + 12 分。

22. 居住：居住在大城市 + 6 分；市郊 + 3 分；农村或小镇 - 3 分。

23. 女性（老妈）：母亲或姐妹中有乳腺癌病人 + 6 分；每月自己检查一次乳房 - 6 分；每年做一次妇科检查 - 3 分。

总分：你的生理年龄为 C + B，C 表示你的实际年龄，B 为各项目的累计总分的 1/12。例如，一位 70 岁的男子，按上列项目累计总分为 + 36 分，则 B 为 36/12 = 3，其生理年龄为 C + B，应是 73 岁；又如一位 65 岁女性，按上列项目累计总分为 - 24 分，则 B 为 - 24/12 = - 2，其生理年龄为 C + B，应是 63 岁。

四　老爸老妈自测心理年龄

人的生理衰老虽是不可抗拒的自然规律，但是人的心理衰老并不和生理衰老成正比。有人三十多岁，却是暮气沉沉，心理明显衰老；有的人，人老心不老，越活越年轻，心理并不衰老。

心理学家设计了一种"心理老化自我测定问答题"，提出 30 个问题，请你根据自己的情况回答。

心理老化自我测定问答题：

1. 下决心后立即去做。

2. 往往凭老经验办事。

3. 对事情都有探索精神。

4. 说话慢而啰唆。

5. 健忘。

6. 怕心烦、怕做事、不想活动。

7. 喜欢计较小事。

8. 喜欢参加各种活动。

9. 日益固执起来。

10. 对什么事都有好奇心。

11. 有强烈的生活追求目标。

12. 难以控制感情。

13. 容易嫉妒别人，易悲伤。

14. 见了不讲理的事，不那么气愤了。

15. 不喜欢看推理小说。

16. 对电影和爱情小说日益丧失兴趣。

17. 做事情缺乏持久性。

18. 不爱改变旧习惯。

19. 喜欢回忆过去。

20. 学习新事物感到困难。

21. 十分注意自己的身体变化。

22. 生活兴趣的范围变小了。

23. 看书的速度加快。

24. 动作灵活。

25. 消除疲劳感很慢。

26. 晚上头脑不如早晨和上午清醒。

27. 对生活的挫折感到烦恼。

28. 缺乏自信心。

29. 集中精力思考有困难。

30. 做什么事的工作效率都降低。

心理老化自我计分表

问题序号	是	不一定	否	问题序号	是	不一定	否
1	0	1	2	16	2	1	0
2	2	1	0	17	4	2	0
3	0	2	4	18	2	1	0
4	4	2	0	19	4	2	0
5	4	2	0	20	2	1	0
6	4	2	0	21	2	1	0
7	0	1	2	22	4	2	0

问题序号	是	不一定	否	问题序号	是	不一定	否
8	2	1	0	23	0	1	2
9	4	2	1	24	2	1	0
10	0	1	2	25	2	1	0
11	0	2	4	26	2	1	0
12	0	1	2	27	2	1	0
13	2	1	0	28	2	1	0
14	2	1	0	29	4	2	0
15	2	1	0	30	4	2	0

通过回答以上 30 个问题，从计分表中算出你的积分，在对照表中可以估计出你的心理年龄。

心理年龄计分对照表

计分	估计心理年龄
75 分以上	60 岁以上
65～74 分	50～59 岁
50～64 分	40～49 岁
30～49 分	30～39 岁

延缓心理衰老最好的做法是树立崇高的生活理想。过去有首歌叫"革命人永远是年轻"，很生动地说明了这个问题。

发表在 2014 年出版的美国医学会一期《内科医学期刊》上称，英国伦敦大学医学院的研究人员发现，如果老年人感觉自己比实际年龄年轻 5 岁以上，其死亡风险就会明显下降，这说明乐观的心态有助于延长寿命。研究者对一组平均年龄为 66 岁的老年人进行跟踪十年研究后发现，老人感觉自己比实际年龄老的人当中，有 25％的人在研究期间去世；感觉自己较年轻的人，仅有 14％去世。研究还发现，约有 2/3 的老人感到自己比实际年龄年轻 5 岁以上，只有 5％的人感觉自己比实际年龄苍老。研究人员还表示，慢性疾病、行动力不佳、抑郁症等因素都会使人感觉自己较为苍老，不过即使把这些变量考虑进去，研究发现感觉自己较苍老的人死亡风险增加了 41％。研究人员指出这项研究显示，乐观心境可以透露一个人的整体健康状况。天生较为悲观的人，也许可以考虑训练自己，改变一下心理状态，这将有利于健康。

五　老爸老妈的生理衰老与变化

老，是不可回避的自然规律，生命过程中的衰老现象，一向是人们所关注的问题。科学家为了人类的健康长寿曾对衰老现象做过大量的研究，希望能推迟衰老的进程，达到健康长寿、颐养天年的目的。这对人们来说，已不是可望而不可及的事情了。

1. 老化、衰老和老征：

（1）老化：是人的生命过程中身体渐老时，对各种内外因素的影响变为敏感的过程。正如从受胎开始到出生、发育、成熟，以至到衰老都属于老化过程。这种变老现象是人体必然经历的过程，其实人早在老年来到之前，就已经开始老化。老化可分为正常老化和不正常老化，正常老化是符合自然生理规律的生理性老化；不正常老化是由于疾病、营养不良、劳累或者环境等因素影响，而加速了老化过程或造成病理性老化。发生老化的时间、程度各人之间的差异很大，各个器官老化的速度也不同。一般认为老化随着年龄增长而逐渐变化。

（2）衰老：是一切有生命的生物的共同特性，是人的机体随着时间的推移，年岁的增长而发生自然变化的必然过程。在机体和组织的各级水平而出现老化改变，表现出功能、适应性和抵抗力的减退，这种与年龄相符的老化征象称为衰老。如提前出现了和年龄不相符的老化征象则称为"早衰"，是老化的病理表现。所以，老化和衰老是两个既有联系又不完全相同的概念，老化的概念里包含着衰老的意思。老化主要是人体组织细胞及功能上的变化，而衰老则是老化的最后阶段或老化的结局。

衰老诱发疾病，疾病促进衰老。随着衰老而来的，是生命死亡的概率增加，当人体维持生命的能力降低到一定程度，生命即将停止。

死亡的原因是疾病和衰老共同相互作用的结果。

（3）老征：是指人体老年期变化的外在表现，如头发变白、视力老化、皮肤发皱、脊柱弯曲、身高下降、体重变化等。老征常用来作为评价衰老程度的指标之一，是全身性衰老的一面镜子。

我们对衰老、老化、老征的概念有了一个基本的认识，就不难发现他们之间有许多共同之处，都表示随着年龄的增加而出现一系列的老年期变化，老征则是这些变化的外在具体表现。因此，在通常条件下，这些名字可以互相代替。但是，他们之间又有着微妙的不同，所以在特定条件下，必须选择其中一个正确地使用。衰老则是这些名词的代名词，使用最广泛。

2. 衰老与寿命：一般认为，机体衰老愈快，人的寿命愈短。相反，机体衰老得愈慢，则人的寿命愈长。因此，衰老与寿命有着密切的关系。

影响人类衰老与寿命的因素极为复杂，但主要是环境因素和非生物因素，最重要的就是各种致病因素及医疗卫生条件等。引起衰老的原因众多，但从细胞分子水平的观点来看，衰老主要是细胞核变化引起的。有的人认为这种变化是随机的或者与遗传决定的基因有关；也有人认为衰老主要是细胞器（细胞器是细胞内具有一定结构和功能的极微小器）毁坏引起的，使细胞不能执行其正常的功能，最终衰老死亡。

事实上，人从出生开始，就已伴随衰老。致人变老的原因有以下6点：①过度氧化。人体各个器官过度氧化之后，就会加速衰老生病乃至死亡。②细胞衰败。当细胞间隙被代谢废物所充填，细胞衰老、突变的可能性就会增加。日常生活中，导致细胞突变的因素有电离辐射、放射线危害等。③蛋白质老化。当蛋白质的合成出现异常，核蛋白老化，异常的基因引发蛋白质合成障碍，就会引起衰老。④内分泌系统功能减退。当性腺、甲状腺、肾上腺、垂体等功能降低时，人体就会迅速衰老。⑤微循环障碍。因为人体大量代谢废物的沉积，以及病理性代谢残渣堆积，导致微血管系统遭到破坏，从而出现血管管腔狭窄甚至封闭的现象，最终生命代谢活动出现异常，人体细胞就会衰老。

⑥激素缺失。人体中的激素维持着人体生理功能的正常运作，当激素分泌失调时，人体内部环境就不稳定，生理功能衰退，人就会出现各种不适症状。

由此可见，衰老是人体不可逆转、不可抗拒的自然生理现象，同时人体衰老又是一个渐进的过程，我们在掌握人体衰老的规律、进程之后，根据自身身体状况进行运动锻炼、调整饮食结构，就能让衰老离自己更远些、让衰老来得更慢些。

一般认为，随着年龄的增长，人体内各组织器官的细胞数减少，细胞间水分减少，组织萎缩和退化，生理功能减退，免疫功能下降，即发生衰老，促使寿命缩短。但必须指出，年龄虽可作为判断衰老的基础，但它并不是衰老的唯一标志。现在已经证实许多衰老改变，并非与年龄呈绝对平行关系。例如英国人托马斯·佩普活了 152 岁，死后由著名解剖学家哈维对他做了尸体解剖，结果没有发现明显的器官衰老变化。与此相反，匈牙利的卢德维希二世 14 岁就发育为成人，15 岁结婚，18 岁头发变白，20 岁死亡。死后尸体解剖发现，体内器官已具有明显衰老的特征。

衰老是一切生物体随着时间推移而产生的一种自发的必然过程。它表现为各器官组织的改变，以及功能、适应性和抵抗力的减退。衰老是不可抗拒的自然规律，但是人们经过努力，能使衰老减速或推迟。

对不同的个体来说，衰老开始的时间及速度的快慢差异很大，有的人 60 岁就像七八十岁一样老态龙钟，生活也不能自理；有的人到 70 岁仍然精力充沛，器官功能良好。同一个个体，不同器官的老化开始的时间及速度也不相同。例如，骨、软骨、肌肉、皮肤等老化较早，而心脏、肺脏、肾脏、大脑等老化发生较迟。现代研究证明，肺脏老化的时间是在 37 岁左右，心脏老化时间在 20 岁左右。这些差异决定于遗传因素外，还决定于个体的后天因素和外界环境影响，如吸烟者的肺脏老化年龄就大大提前，嗜酒者肝脏就会超前老化。

虽然对每个人来说老化有快有慢，但一般说来，老化是持续的逐渐的进展十分缓慢的过程。古代伍子胥过关，一夜头发全白了，这毕竟是传说中的故事。某些所谓的"老年病"，其发病年龄在老年或老年前期，而发病的原因，往往是进入老年期之前，甚至可追溯到儿童时期，如人体动脉粥样硬化从儿童时期就可以开始。因此，衰老待老了再防，不如未老先防为好。

从本质上讲，衰老并非疾病所致，而是机体的内在因素起主导作用，但是在衰老过程中，个体处于老化状态下，往往或多或少、或轻或重地患有不同程度的疾病。因此，事实上不可忽视疾病对衰老的重要作用。自然衰老、无疾而终的老年人很罕见，绝大多数老人都是衰老与疾病共同作用而导致死亡，这就要求每位老年人，想健康长寿，必须采取针对衰老的对策，同时积极防治老年性疾病。

衰老的共同特征表明，衰老过程在机体发育成熟后渐渐地慢慢进行着，并且不可逆转。但是，老年人只要善于安排好自己的生活，注重老年养生保健，同样可以焕发青春，生活过得更有意义。现代科学研究已经提供了大量的延年益寿的方法，可达到防治疾病，延缓衰老进程的目的。

现代科学认为，人体的衰老和寿命的长短取决于先天和后天因素，先天因素就是基因遗传，后天就是生活环境、饮食营养结构、生活习惯和方式等。

3. 老化的进程：人的身体老化过程，并非进入暮年才开始的。国内外抗衰老医学专家研究的结果是：

20 岁开始老化的有肌肉、动脉系统、心脏、喉头、胸腺和大肠等。

30 岁开始老化的有食管、气管、胃、咀嚼肌、肾脏、输尿管、膀胱、指甲等。

40 岁开始老化的有软骨、骨、静脉、硬膜、毛发、耳鼓膜，并且身高也矮了约 0.4 厘米。

50 岁开始老化的有肌腱、牙齿、红细胞、皮肤；视力开始退化，出现老花眼；声调从 C 调升为 E 平调；腰围达到最粗水平。

60 岁开始老化的有神经、角膜、巩膜；辨色能力下降；味觉减退；肺活量比 30 岁前减少一半；身高矮了 2.2 厘米左右。

90 岁时，体表面积可减少 5% 左右；心脏排血量较 25 岁时已减少

30％～40％，骨质增生达到百分之百。

以上这些都是人们从外观上，不易察觉到的人体老化现象。

4. 外表的衰老变化：人体衰老时的外表形态变化，主要是由于组织、器官退行性改变所引起的，如细胞减少、萎缩、变性、组织弹性降低等。

（1）身长：随着衰老的发展，椎间盘发生萎缩性变化，脊柱骨变的略趋扁平，脊柱弯曲增加，再由于上下肢的弯曲等，老年人的身长比年轻时都会有程度不同的缩短。从 30 岁到 90 岁，缩短了 2～3 厘米。

（2）体重：因人而异，有的肥胖，有的干瘦，这与遗传因素及营养有关。老年人身体内部含水量减少，脏器和组织呈萎缩状态，体重是应该减轻的。但由于老年人的脂肪代谢功能减退，脂肪沉积增加，因此大部分老年人体重减轻都不太明显。

（3）体表面积：随身长及体重的改变而改变，若以 30 岁为基准，90 岁的老年人体表面积可能减少 5％左右。

（4）体型：由于脊柱弯曲的增加，很多老年人可呈现驼背，老年脂肪的积累，可使腹部脂肪变厚，而显得大腹便便。女性变化更为显著，乳房萎缩，腹部及腰部脂肪增多，随着衰老进展，大部分脂肪又会逐渐消失，成为一个屈腹弓背的老太太。

（5）皮肤：20 岁的人头发直径平均为 101 微米，而到 60 岁时为 86 微米。头发数量慢慢减少，有的中年人已出现白发和秃顶，男性比女性更多见。有的男性老人，眉毛反而增长而增粗，俗称"寿眉"。30 岁以后皮肤弹性逐渐降低，开始出现皱纹。60 岁以后衰老加速，皮下脂肪和体内水分减少，全身皮肤可变得粗糙松弛，出现皱褶、干燥，尤以面部为甚。下眼睑肿胀，形成眼袋。面部、手背等暴露部位因色素沉着，而出现老年斑，又称"寿斑"。

（6）眼睛：眼球由于眼眶内脂肪组织减少而显得凹陷，眼睑则因其皮下组织和肌肉张力减退而出现外翻。下眼睑肿胀，像一个口袋。眼球凹陷和上眼睑肌肉张力减退，使眼睑裂变得狭窄，外观眼睛越来越小。老人在角膜周围还会出现一圈白色环，俗称"老年环"。

（7）牙齿：由于老人牙齿脱落，颌关节退行变化，唇部及颊部失去了原来的丰满，外观消瘦，颧骨和下颌骨下缘突出，呈现典型的老年貌。

5．生理功能的衰老变化：

（1）生理功能的衰老变化表现在人体结构成分的变化有：

1）体内水分减少：正常情况下全身含水量男性为60％；女性为50％；细胞内含水量为42％。60岁以上老年人，男性为51.5％，女性为42％～45.5％，细胞内含水量为35％。

2）体内脂肪增多：随着年龄的增长，新陈代谢逐渐减慢，耗热量逐渐降低，因而食入热量常高于消耗量，所剩余热量即转化为脂肪储积在体内，身体逐渐肥胖。人体脂肪含量与水含量成反比，脂肪含量与血中胆固醇的含量呈平行关系，因此血脂随老人年龄增加而上升。

3）细胞数减少：随老人年龄增加，身体细胞数减少逐渐加剧。75岁老人组织的细胞减少约30％。由于老人细胞萎缩、死亡及水分减少致使人体器官重量减轻，其中以肌肉、性腺、脾脏、肾脏等较为明显。尤其是肌肉，肌肉组织弹性降低，力量减弱，容易疲劳，老年人肌腱、韧带萎缩僵硬，致使动作缓慢，反应迟钝。

（2）生理功能的衰老变化表现在物质代谢的平衡失调方面有：

1）糖代谢的变化：老年人糖代谢功能下降。研究证实，50岁以上糖代谢异常者占16％；70岁以上异常者占25％；患2型糖尿病的倾向增加。

2）脂肪代谢的变化：随着机体的老化，体内不饱和脂肪酸形成的脂质过氧化物容易积聚，产生自由基增加。自由基增加不但可以引起器官损伤并加速衰老。随老人年龄的增长，血中脂质明显增加，容易罹患高脂血症，动脉粥样硬化，原发性高血压及心脑血管疾病等。

3）蛋白质代谢的变化：随着老人年龄增高，人血白蛋白含量降低，总球蛋白增高，而且蛋白质分子，可随年龄增高形成大而不活跃的分子增多，蓄积于细胞中，导致细胞活力降低，功能下降，并且各种蛋白质的质和量趋于降低，导致身体抵抗力下降。

4）矿物质代谢的变化：老年人的细胞膜通透性能减退，离子交换能力低下，最显著的矿物质代谢异常表现为骨钙的流失，导致骨质疏松。

（3）生理功能的衰老变化还表现在人体各系统的功能变化：

人体内有多个系统，每个系统由共同完成一种或几种生理功能的多个器官所组成，如神经系统，由脑、脊髓、神经组成。随着年龄的增长，老年人各脏器实质细胞减少，细胞内的水分降低，结缔组织中的纤维组织增多，从而引起萎缩，随之生理功能也发生衰老变化。

1）感觉器官：由眼、耳、鼻、舌、皮肤等器官组成。老年人的视力在60岁后急剧衰退，70岁健康老人的视力超过0.6的只有51.4%。眼由于晶体弹性降低，以及睫状肌调节能力减退形成老视，俗称"老花眼"。60岁以上的人特别是脑力劳动者，由于晶状体混浊程度不断发展，常可发生白内障。此外，视力也减退，视野变小。老年人听力下降，先是高音调听力下降，而且老人对声音的辨别能力也在减退，并逐渐发展，约有3%的老人听人讲话也有困难，有的发展成耳聋。老人嗅觉减退，一般人到50岁就会出现嗅觉减退，约有10.2%的老年人丧失大部分嗅觉，高龄期后可以发展成完全臭香不分。这是由于老年人嗅黏膜上皮里面的毛细血管随年龄增长而退化，这些区域中嗅神经末梢的感觉细胞减少所致。老年人由于舌苔上味蕾中含有的味芽减少，口腔内黏膜分泌黏液的减少，味觉也随之逐渐衰退。老年人的皮肤触觉也逐渐老化，对低温感觉变得迟钝。

2）循环系统：由心脏、动脉、毛细血管和静脉构成。据研究报道，老人的心脏有增大趋势，80岁左心室比30岁时增厚25%。心肌内有脂褐素沉积，心肌细胞发生纤维化，兴奋性和收缩性均降低，导致心脏射血量减少。老人心瓣膜钙化，影响心功能。心内传导系统有不同程度纤维化，影响心脏兴奋能力。大动脉内膜增厚，中层胶原纤维化，弹性纤维断裂并钙化，弹性和扩张性减退。中小动脉管腔变小，动脉呈粥样硬化。心脏排出的血量，60～70岁的老年人与20～30岁的青年人相比，减少30%～40%，平均每年减少1%。心脏的潜力70岁时，为40岁时的50%。在70岁老人中，有60%以上的人患有动脉硬化症；36%的人患有冠状动脉硬化；44%的人有心肌纤维化；22%

的人有心肌变性。由于心血管的老化，血压收缩压、舒张压、脉压均增高。收缩压在 160 毫米汞柱（21.3 千帕）以上者，65～75 岁占 17.7％；75 岁以上占 26.6％。心率在 50 岁以后开始减慢，并出现节律改变。随年龄的增长心率和血压对于运动的反应性越来越迟缓。

　　3）呼吸系统：由鼻、咽、喉、气管、支气管和肺等组成。老人的鼻咽部黏膜萎缩使呼吸道防御功能下降，老人容易患上呼吸道感染。气管、支气管由于随年龄增长，黏膜萎缩、弹性组织减少、纤维组织增生，使管腔扩张。随着年龄的增长，肺泡壁逐渐变薄，肺泡增大，肺的弹性减退，通气功能降低，气体弥散速度减慢，肺泡内残气量增加。40 岁以后的肺活量，即一次用力呼出的气体量逐渐减少，到 80 岁只为年轻人的 50％左右。氧气经肺进入组织的能力降低，25 岁的青年每分钟可输氧 4 升到组织中去，70 岁时减少了 50％。另外，老年人咳嗽和反射功能减弱，使滞留在肺的分泌物和异物增多，容易继发肺部感染。

　　4）消化系统：由口腔、咽、食管、胃、小肠、大肠、肛门的消化道，以及唾液腺、胃腺、肠腺、肝、胆、胰腺等消化腺组成。老人由于牙龈牙根萎缩，而常引起牙齿脱落，舌和味蕾萎缩，唾液分泌减少。食管肌肉萎缩，收缩力减弱，食物通过时间延长。胃肠道黏膜变薄，肌纤维和腺体萎缩。肠道的平滑肌变薄，收缩蠕动无力，吸收功能减低。75 岁以上老人味觉功能几乎丧失 80％。50 岁以后唾液中淀粉酶分泌明显下降，胃酸分泌减少，消化酶活力下降 2/3，吸收速度减慢，脂肪吸收延迟，对钙、维生素 B_1、维生素 B_{12} 吸收较差。肝脏的肝细胞数减少，变性结缔组织增加，易造成纤维化。肝功能减退，合成蛋白能力下降，解毒功能下降。胆囊及胆管壁变厚，弹力减低，因含大量胆固醇易发生胆囊炎、胆石症。胰腺萎缩，胰液分泌减少，酶量及活性下降，严重影响淀粉、蛋白、脂肪的消化和吸收。

　　5）泌尿系统：由肾脏、输尿管、膀胱、尿道等组成。人体衰老时肾功能降低。据研究，肾重量 80 岁时可比 40 岁时减轻 1/5 左右，肾小球数量减少至青年时的 1/3 到 2/3。但由于肾脏代偿能力很强，因此，这种肾功能的减退平时不容易发现，一旦发生严重肾脏疾病则可出现电解质失调及肾功能不全，而危及生命。输尿管、膀胱、尿道的肌肉萎缩，纤维组织增生，输尿管收缩力降低，膀胱缩小，容量减少，残留尿增多。75 岁老人残留尿可达 100 毫升。支配膀胱的神经系统功能降低，导致排尿反射减弱，缺乏随意控制能力，常出现尿频或尿意延迟，甚至尿失禁。

6）生殖系统：女性生殖系统由卵巢、输卵管、子宫、阴道、外阴等器官组成。男性生殖系统由睾丸、附睾、输精管、前列腺、精囊、阴茎等器官组成。女性生殖系统变化比男性明显。老年女性乳房脂肪沉着，乳晕及乳头萎缩，外生殖器变小，分泌减少，小阴唇黏膜变干及苍白。阴道上皮萎缩，阴道细胞缺乏糖原。中青年妇女阴道酸碱度值为 4.5 左右，老年妇女时为 6.4 左右，酸性降低。同时，子宫颈萎缩，卵巢缩小并硬化。

老年男性睾丸萎缩并纤维化，但是在相当一部分老年人中精子一直存在。据研究，60～69 岁的老人中有 68.5％；70～79 岁时有 59.5％；80～89 岁时有 48％的人，仍可在精液中找到精子。男性性能力一方面决定于雄性激素，但主要是精神和意识的作用。男性前列腺老化明显，细胞萎缩代之以结缔组织增生，由于前列腺增生，可导致排尿困难及尿潴留。

7）神经系统：由脑、脊髓、神经等组成。老年人的大脑皮质不断萎缩，体积变小，重量变轻，脑膜增厚。60 岁时大脑皮质神经和脑细胞数减少 20％～25％，小脑皮质神经和小脑细胞减少 25％。70 岁以上老年人神经细胞总数减少可达 45％，脑室扩大，脂褐素沉积增多。由于脑器质性变化，老年人记忆力下降，动作协调能力下降，首先表现为近期记忆力减退，反应迟钝，注意力不集中，性格改变等。神经系统功能衰退，也可促进全身器官功能的加速衰退。

8）免疫系统：由免疫器官（指淋巴器官，如骨髓、胸腺、脾脏、淋巴结等）、免疫细胞（如淋巴细胞、巨噬细胞等）、免疫分子（补体、免疫球蛋白、细胞因子等）组成。随年龄的增高，人体免疫功能与功能衰老成平行下降，表现为免疫应答能力随年龄增长而下降，对外来抗原的反应减弱，自身抗体增加，细胞免疫下降，失去保护机体能力。

由于防卫和监督能力的下降，容易致使癌细胞细菌，病毒增殖，使感染机会增加，肿瘤发生率增高。

9）运动系统：由骨、关节、骨骼肌等组成。运动系统的衰老变化主要表现在骨老化、关节老化、肌肉老化3个方面。骨老化的特征是骨质吸收超过骨质形成，骨密度降低，骨质疏松，脆性增加，易发生骨折。肋软骨钙化，也容易折断。关节老化的特征是液体分泌减小，关节软骨滑膜钙化，纤维化而失去了弹性。血管硬化，供血不足，加重变性。韧带、腱膜、关节素纤维化而僵硬，使关节活动受到严重影响，引起疼痛。骨质增生可形成骨刺。肌肉老化表现在老年人肌细胞水分减少，肌纤维变细，肌群体积减少，肌力减退，握力、拉力、扭转力减弱，老年人行走步履缓慢。

10）血液系统：由血细胞（包括红细胞、白细胞和血小板）和血浆（包含水、蛋白质和其他物质）组成。老年人造血组织被脂肪和纤维组织代替，骨髓容量减少，使造血功能减低，血容量下降。血细胞数目可减少一半，血红蛋白减少。白细胞的变化不大，但储备减少，因而在严重感染时，白细胞数可不增高。

11）内分泌系统：人体内分泌系统由下丘脑垂体、甲状腺、甲状旁腺、肾上腺、性腺、胰腺中胰岛等组成。有的学者认为人体"老化钟"位于下丘脑，其功能衰退，使各种促激素释放激素分泌减少或作用减低，接受下丘脑调节的垂体及下属靶腺的功能也随之发生全面减退，从而引起衰老的发生与发展，使老年人保持内环境稳定的能力与应激能力降低。

（4）由于老人上述各系统生理功能的衰退，还使得整个机体储备能力降低，适应能力减弱，对刺激的反应迟钝。

1）储备力低下：人体所有的器官在一般情况下，都不是竭尽全力工作的，而是留有一定储备能力，只在必要时才将储备力付出使用。人到老年这种储备力减少，例如老年人在平坦的道路上慢慢的行走时，没有什么困难，如快步行走或跑步时，就要发生气喘和心慌，而且在停止运动以后，呼吸和脉搏数也不像青年人那样很快复原，这些都说明肌肉、心脏、肺脏的储备力减弱。

老年人储备力减弱，患病时还容易出现合并症，并且恢复很慢。如老年性慢性支气管炎，可合并出现肺源性心脏病。

2）适应力减弱：在外界环境发生变化时，身体具有逐渐适应和习惯的能力，称为适应力。老年人的适应力降低，如气温稍有变化时，老年人就容易患感冒。适应力也表现在精神方面，老年人对过去熟悉的事情容易接受，但对新的事物和思想则难以接受。老年人的血压波动性大，这也与适应能力减退有关。

3）反应迟钝：老年人日常动作中，对事物的反应速度迟缓，遇到紧急情况时，不能立即作出相应的反应。因此，老年人交通事故也多。

六　老爸老妈的心理变化

人到老年，不仅生理上发生一系列老年性衰退的变化，在心理上也同样要发生老年期所特有的变化。老年人到底是生活的强者，还是生活的弱者，主要看老年人的心理活动和生理活动的能力。

人类的心理活动就是人如何反映客观世界（认识过程）和如何对待客观世界（意向过程）的思维活动。联合国世界卫生组织提出了这样一个口号，"健康的人一半是心理健康"。老爸老妈在生活中要使人际关系融洽、家庭幸福、生活美满，重视心理卫生是十分重要的。做好心理卫生的目的，是要求老夫妻处理好日常生活和人际交往中的各种冲突，克服各种病态的敏感，纠正不良生活习惯等。

老年人种种生理活动的变化和衰退，或多或少地影响到老年人的心理活动。一些老年人认为自己反正老了，不愿意保持和提高心理活动的水平。有的老年人生理活动的衰退，使大脑的营养物质供应不足，从而影响大脑的功能，最后导致心理活动的衰退。另外，老年人的心理因素更直接影响心理活动，如退休问题、体弱多病、丧偶、亲友亡故、子女婚嫁、婆媳关系，以及晚年的经济生活和文化生活等。如处理得不好，都可以成为不良的心理因素，造成心理压力，使老年人对前途感到悲观和失望，从而影响心理健康。

老年人的生理心理潜能还是很大的，由于生活实践造成的个体差异，不少老年人的生理功能和心理活动依然保持在高水平，他们还能胜任许多工作，为社会为人类做出重大贡献。而且本人也能从在为社会做贡献中，获得无限的乐趣。如果社会持续发展，人类的寿命不断延长，而老年人的心理活动能力却不断衰退，那么这种长寿，对提高老年人的生活质量就没有多大意义。因此，老年人要注意心理卫生，提高晚年生活的质量。

需要强调的是，老爸老妈俩虽然一起共同生活几十年，双方生活习惯、性格、爱好等方面，可能双方互相了解，相互磨合。但是，老爸和老妈的性别差异，决定了男女的行为举止、思维方式，都有着很大的不同。这种男女的差异，没有谁对谁错，谁好谁坏的问题，只是不一样而已。从根本上来说，这种差异是由于男女大脑的工作方式不同所造成的心理差异。如果老夫妻俩对此不能够理解的话，就会产生家庭夫妻矛盾。

1. 老年人的心理活动类型：一个人随着年龄增长，社会实践活动增加，每个人在生活中出现的差异性也就越来越大，人们心理活动的相似性也就越来越少。可是，不能因此就认为老年人的心理活动就无规可循。老年心理学家把老年人的心理活动，大致分成以下 9 种类型：

（1）愉快积极型：这类老年人热爱生活，热爱工作，积极地保持以往的各种活动。他们对离退休后的生活充满成功信心，虽然不能像在职时那样上下班工作，但在健康条件允许下，做一些力所能及的事，继续关心自己从事了一辈子的事业，仍然不断努力地去获取新的经验。他们的性格开朗，心情愉快。尽管他们的心理活动水平可能和生理活动水平不完全符合，往往心有余而力不足。但是，他们无疑属于积极进取的类型，受到家庭与社会的尊重和关心。

（2）直接兴趣型：老年人理智的接受老年期的到来，顺应退休后角色的变化，坦然而合理地处理生活中遇到的各种新问题。他们对生活能知足常乐，并能主动搞好人际关系。和愉快积极类型的老年人相比，他们往往选择力所能及，而又真正感兴趣的活动，来安排自己的时间，从中得到无穷乐趣和自我满足，没有心有余而力不足之感。这类老年人是老年人心理活动中较为成熟的一类。

（3）关心健康型：这类老年人特别关注自身的身体健康，唯恐年老体弱、多灾多病，甚至担心疾病已经侵袭到自己的身体。为了应对疾病的威胁，保持身体健康，他们或者整天把自己关在家里修身养性；或者奔波于医院与药店之间打针吃药，长期进补；或者热衷于各种养身疗法。虽然他们也在进行体育锻炼，但由于恐惧心理的影响，收效甚微。这类老年人中也有区别，一部分确实有病，他们的特点是夸大病情；另一部分是基本无病，他们的特点是千方百计地找出自己的"病"，这两部分老年人的晚年生活都不顺心。

（4）解脱型：这类老年人的性格一向比较内向，退休后更是把外界活动降到更低水平。虽然他们对外界事物仍有兴趣，但是还是主动地从以往大部分人际关系中撤离出来，减少活动，减少社交，也不主动寻找新朋友，他们喜欢一个人独处；或者仅仅和自己的老伴两个人静静地待在家里；或者在公园里找个僻静的地方看看书，听听收音机；或者干脆在家闭目养神，准备隐士似的度过自己的晚年。他们对晚年生活要求不高，能平静地应付生活中的各种问题，不轻易开口求人。这类老年人往往有着抑郁的心理。

（5）追求支持型：这类老年人把退休看作是躲避烦恼的避难机会，虽然也主动地开展适当的活动，但是习惯于被动地应付各种活动。他们依赖性强，需要别人在情感上支持他们，在生活上帮助他们。因此，比较愿意和子女住在一起，他们也乐于与别人交流思想、感情，争取别人的同情，借以获得情感上的满足。一旦这种支持需求得不到满足时，就认为别人瞧不起自己，或者不愿意帮助自己，从而出现沮丧的情绪。

（6）不服老型：这类老年人通常是一些青壮年时期胸怀大志的人，如今虽然人老了，但是壮志未酬心不甘。他们不愿意承认自己老了，也不愿意别人谈论自己年龄，而且往往厌恶退休。他们害怕无所事事，不愿躺在安乐椅上享清福。他们事必躬亲，用忙忙碌碌的行为和更加努力的工作，来证明自己还是能干的人。

（7）冷淡型：这类老年人认为生活很苦，而且自己对现状又无能为力，经济条件限制了他们的社会交往，使得他们不愿意和别人打交道，于是只能用回忆以往最愉快的经历，作为自己的乐趣。对自己身边的事情无兴趣，甚至冷漠无情，其实这是老年人无可奈何的表现。

（8）自责型：这类老年人在他们回顾自己的一生后，发现自己人生的一系列目标都没有达到。可是，他们把这些失败都归罪于自己无能，因而常常自我指责、自我卑视，甚至有自我犯罪感。这类老年人极其自卑常常自怨自艾，长期处于沮丧和心灰意冷状态之中。

（9）愤怒型：这类老年人性格暴躁，常常为了一点小事暴跳如雷。这类老年人往往多疑，他们把自己看作是社会环境的牺牲者，似乎谁都和他们过不去，在暗算他们。他们感到生活中毫无乐趣可言，回顾往事，则是一连串挫折和失败，他们和自责型老年人所不同的是，他们往往不责备自己。

上面所列举的9种典型老年人心理活动类型，对每一位老年人来说可能不完全符合，但一般来说总有一种类型的特征较为明显。从老年人心理活动的各种特点来看，愉快积极型和直接兴趣型两类老年人较为积极，他们的性格特征是有利于延缓或避免心理衰老的。老年人应该努力调节自己的心理活动和行为，使自己成为这两类老年人。冷淡型、自责型、愤怒型这三类老年人较为消极，他们比较容易心理衰老，每位老年人都应该尽量避免使自己成为这三类老年人，要努力通过自我心理调节和控制，矫正和改变自己与这三类老年人类似的某些心理特征。

2. 老爸老妈的心理变化：人的心理是人脑对客观事物的反映，是人的心理过程和个性心理的统称。要认识老年人的心理变化，就要分别从老年人的心理过程和老年人的个性心理等方面的变化着手，认识老年人感觉、视觉、记忆、智力、情绪、情感、性格、需要、兴趣、自我意识等方面的种种变化。

（1）老年人的感知觉变化：人的心理活动是人对外界通过感觉器官作用于大脑的结果。老年人的心理变化，也是同感知觉的逐渐变化开始的，它的一般特征是：各感觉器官出现普遍的退行性变化，对外界刺激的反应的敏锐度下降，感知时间延长等。在前文"五　老爸老妈的生理衰老与变化"一节中，我们已经介绍了老年人的感觉器官，包括视觉、听觉、味觉、嗅觉、皮肤感觉的生理变化，在此不再赘述。

（2）老年人的记忆变化：记忆是指人们将感知过、思考过、体验过、操作过的事物的影响，保持在大脑中，以后又在一定的条件下以再认、再现的方式表现出来，或者回忆起来的心理过程。心理学家的研究认为，记忆和年龄之间存在着这样的一种关系：假定 18～35 岁的人记忆力指数为 100，那么 36～59 岁的人记忆指数为 80～85；60～85 岁的人记忆指数则为 65。可见，人的记忆随着年龄增长而有所下降。

老年人的记忆变化有以下几个特点：

1）瞬时记忆（即保持 1～2 秒的记忆），随年老而减退；短时记忆（即保持 1 分钟以内的记忆）变化较小。老年人的记忆衰退主要是长时记忆（即所记内容在头脑中保持超过 1 分钟直至终身的记忆）。研究发现，老年人对年轻时发生的事往往记忆犹新，对中年之事的回忆能力也较好，而仅对进入老年而后发生的事遗忘较快，经常记忆事实混乱，甚至张冠李戴。

2）老年人的意义识记（即在理解基础上的记忆）保持较好，而机械识记（依靠死记硬背的记忆）减退较快。

3）老年人的再认识活动（即当所记对象再次出现时能够认出来的记忆）保持较好，而再现活动（即让所记对象在头脑中呈现出来的记忆）则明显减退。

老年人的记忆衰退并不是全面的衰退，而是部分衰退，主要是长时记忆、机械记忆和再现记忆衰退得较快。如果能够经常提醒老年人回忆往事，是有助于减缓老年人记忆力衰退速度的。

（3）老年人的智力变化：智力是大脑的功能，是由人们认识和改变客观事物的各种能力有机组合而成。主要包括注意、观察、想象、思维、实际操作和适应等能力。其中以思维能力为核心，它保证了人们有效地进行认识和实践活动。科学研究发现，人的脑细胞不断死亡，进入老年期后，脑功能逐渐衰退，但由于生存着的其他脑细胞的代偿作用，大脑的活动能力仍能维持在一定的水平，保持正常的智力。

智力可分为"晶态智力"和"液态智力"，前者是后天获得的，它与知识文化、经验积累和领悟能力有关。老年人这种智力容易保持，只在 80 岁以后，才可能有明显减退。后者主要与大脑、神经系统、感觉和运动器官的生理结构及生理功能有关，如记忆、注意、思维敏捷性和反应速度等，这种智力减退得较早、较快。一般在 50 岁以后就开始下降，60 岁以后减退明显。以上两种智力的变化并不是平行的，因此，也就不能笼统的说老人记忆力随年龄增长而减退。

同时，老年人动作性智力下降得较为显著，60 岁就开始衰退，但语言性智力的保持得较好，80 岁以后才有明显下降。

老年人的技能有很大的可塑性和提升空间，活到老学到老，可以增进老人的智力水平，并使老年人的智力水平发挥得更好。例如，美国发明大王爱迪生在 81 岁时获得了他的第 1033 项发明专利；我国古代医学家孙思邈，百岁高龄完成了他的第二部医学巨著《千金翼方》等。

（4）老年人的情绪、情感变化：情绪、情感是人对客观事物是否符合自己的需要而产生的态度和体验。心理学家的大量观察已经证实精神情绪对健康长寿有显著的影响。生理学家观察也表明，精神情绪对人的衰老起着重要作用。我国长寿学者胡夫兰指出：一切对人不利的影响中，最能使人短命夭亡的，就是不愉快的情绪和恶劣的心情了。中医学《黄帝内经·素问》中指出，七情即喜、怒、忧、思、悲、恐、惊是身体内伤的重要因素。情绪一般可分为两大类，一类是不愉快的情绪，如愤怒、焦虑、害怕、沮丧、悲伤、不满、烦恼等，这里属于"负情绪"，可刺激人体的器官、肌肉或内分泌腺，有害于健康和长寿。另一类是愉快的情绪，如快乐、舒畅、开朗、怡静、和悦、好感、豪爽等。这类属于"正情绪"，给人体以适度的良性心理"按摩"，这类愉快的情绪有利于健康和长寿。

不愉快的情绪可引起人体的许多生理变化，主要有：

1）情绪波动可使心跳显著加速，血压上升，红细胞增加，血黏度增高。有的老年人在盛怒下可发生脑血管破裂导致脑卒中，或者导致心肌梗死。值得注意的是情绪波动导致疾病，多半不是由于情绪的一次大爆发而引起，通常都是一些似乎无关紧要的情绪波动，如日常生活工作中的烦恼、忧虑、失望、不安、渴望等日积月累造成的结果。

2）人在发怒时，可使胃的出口处（幽门部）的平滑肌骤然紧缩，消化道痉挛，有的人会感到上腹部有"一块石头"。情绪激动时，还可引起结肠痉挛和结肠过敏，医学上称为"情绪性结肠症"。

3）不愉快情绪可以影响人体免疫功能，削弱人体的免疫监视能力，容易引起癌症或其他疾病。焦虑及紧张情绪还可使癌症扩散。

进入老年期后，随着老年人生理功能的老化和健康状况的衰退，社会和家庭生活环境、角色地位发生了较大改变。因此，老年人的情绪和情感也呈现出新的特点：

1）老年人关切自身健康状况的情绪活动增强，尤其是老年女性怀疑自己患病和有失眠现象的显著多于男性。这要引起老夫妻中老夫的关注。

2）老年人对自己的情绪表现和情感流露更倾向于控制。在日常生活中常会掩饰自己的真实情感。也有老年人不易控制情感，看电视剧时常会伤感流泪。

3）消极悲观的负性情绪逐渐在老年人心理上占上风。一项调查显示，在描述自己情感的用词中，老年人用以表达喜悦的词明显少于中青年人，老年人常表现有失落、孤独、疑虑、抑郁、恐惧感。

因此，老爸老妈俩要学会控制自己的情绪，这对于健康长寿是十分有利的。例如，老年人可以设法从忧郁情绪中走出来；悲痛时设法恢复平静情绪；有什么郁闷可以向老伴诉说，或到外面走走散散心，以冲淡不快情绪，减少心头压抑；作为老伴也要好言安抚。老年人遇事要冷静，要学会控制自己的不良情绪。

（5）老年人的人格变化：人格包含性格和气质。老年人的性格应该说是青年时期的延续。但长期的社会变迁，生活磨炼，复杂的家庭关系，不好的健康状况等，可以导致老年人的一些性格变化，特别是老年人缺乏关心、得不到尊重、失去劳动能力，或无事可做、得不到家庭的温暖时，这些都会影响老年人的心情，导致性格变异。

老年期的性格变化，大多表现为老年人变得比以前主观、任性、顽固、违拗、自私、孤僻、疑心增多，甚至偏执（情绪化加剧，使认识走向极端）。老年人通过这种"顽固性"，可以获得心理上的安定，是一种"心理防卫"的表现，当然这不是所有老年人在意识里都能感觉到的。

老年人的人格个性表现具有较大的个体差异，如有的老年人对于外界变化有较强的接受能力，表现为比较成熟；有的老年人对各种原因引起的不安，反应为过分防卫，害怕和担心，表现为自我防御；有的老年人对一生曾经有过的不幸和失败，过分后悔、指责，表现为自我厌恶；有的老年人将自己一些的不幸和失败，完全归咎于他人和社会，而常陷于愤愤不平的埋怨之中，不能自拔，表现为怪命运不公；有的老年人将青年时期的性格特征更加扩大，与此同时也增加扩大了此性格特征的负面影响，如把过去的外向性格扩大得有点"轻狂"；有的老年人表现同中青年时期性格特征相反，如年轻时内向拘谨，老了变得有点放任，使人难以理解。

以上老年期人格变化，引起原因是多方面因素的：有人生挫折与创伤、有对现实生活的应对方式改变、有价值观与信仰的变化等多个方面的影响，潜移默化地改变了人对世间万物的心态和应对方式，久而久之，人的行为发生了改变，行为的改变又改变了人格。

老年人常见的性格类型，大致上有以下 5 种：

1）慈祥型：此类老年人性格开朗、感情真挚、器量宽大、乐于助人，对人有深厚的爱的感情。

2）拘谨型：此类老年人对人、对事谨小慎微。他们对事物的态度严肃认真，这是好的一面；但有的老年人有可能发展为事不关己，高高挂起，不求有功，但求无过，这是老年人应该注意的一面。

3）狭窄型：此类老人计较小事、喜怒无常、为自己考虑多、为他人考虑小，这种老人常常和小辈相处不好，常发生家庭矛盾。

4）麻木型：对新鲜事物不敏感、孤独闭塞、对人冷淡，往往以"看破红尘"的眼光对待周围事物。

5）跋扈型：性情粗暴、傲气凌人、自以为是、独断专行，这种老年人在家中往往唯我独尊，家长作风严重。

（6）老年人的思维变化：思维是人的一种最复杂的心理活动，是以人已有的知识经验为中介，对客观现实的概括和反映。人通过思维能认识事物的本质和内部联系，这是一种高级、理性的认识过程，包括概括、类比、推理和解决问题的能力。

老年人思维衰退出现得较晚，特别是与自己熟悉有关的思维能力，待年老时仍能保持。但是，老年人由于感知和记忆方面的衰退，在概念、逻辑、推理和解决问题方面的能力有所减退，尤其是思维的敏捷度、流畅性、灵活性、独创性，以及创造性要比中青年时期差。老年人思维弱化及障碍的表现如下：

1）思维迟钝、贫乏：对有些事情联想困难、反应迟钝、语言缓慢，有的老年人又不愿学习，不想思考问题，导致词汇短缺，联想易间断，说话常突然中止。

2）思维奔逸：如对青壮年时期的事情联想迅速，说话漫无边际，滔滔不绝。

3）强制性思维：不自觉地偶发毫无意义的联想，或者反复出现而又难以排除的思维联想。

4）逻辑障碍：表现为对推理及概念的紊乱，思维过程繁杂曲折，内容缺乏逻辑联系。

老年人的思维类型，主要可分4种：

1）独立型：善于独立地提出问题和解决问题，这是老年人最可贵的思维品质，思维独立性是进行创造性活动的必要前提。

2）灵活型：思维活动依据客观情况的变化而变化。这种老年人思维敏锐，善于吸收先进思想与新鲜事物用以解决问题，既富有工作经验，又有思想解放。

3）服从型：思维的分析能力与批判能力降低，往往是人云亦云，随波逐流。

4）迟钝型：思维闭塞、迟钝或僵化、保守，对新鲜事物丧失敏感。

（7）老年人心理变化的现实意义：上述老年人的心理变化，从积极方面来说：老年人智慧增加，理解能力强，遇事深思熟虑等。从消极方面来说：老年人记忆力减退，学习能力下降，性格可能变得狭隘、多疑、固执、刻板，情感淡薄、有失落感、孤独感、自卑感等。

对于老年人的心理活动的特点，我国古人就有不少精辟的见解。孔子在《论语》中说："吾十有五而志于学，三十而立，四十而不惑，五十而知天命，六十而耳顺，七十随心所欲不逾矩。"这说明人随着年龄的增长而逐渐趋向成熟。清代曹庭栋所撰《老老恒言》中说："老年肝血渐衰，未免生性急躁，旁人不及应，每至急躁益甚……"他说明了人到老年性格有变化。唐代医学家孙思邈在《千金翼方》中说："人年五十以上，阳气日衰，损与日至，心力渐退，忘前失后，兴居怠惰，计授皆不称心；视听不稳，多退少进，日月不等，万事零落，心无聊赖，健忘嗔怒，惰性变异，食饮无妙，寝处不安……"他从视觉、听觉、感觉、知觉、记忆、思维以及性格、情趣多方面，描述了人在年老过程中的变化表现。

现代人的寿命长了，我国老年学的学者提出"五十而立论，六十还正当年，七十而不惑，百岁随心所欲不逾矩"。由于文化背景和社会历史条件的不同，以上老年心理变化的特点，虽然不一定完全适合所有老年人目前的情况，但从年龄的变化来说明心理的变化，仍有一定的实际意义。

七　老爸老妈的心理衰老

人体各器官在生命过程中，总是逐渐走向衰老。但是，各器官的衰老进程并不一致，一般来说，大脑功能的衰退出现得较晚，而其他器官的衰老则出现得较早。

人到老年，生理衰老的现象逐渐显而易见，如白发、皱纹、老年斑等。但是，这些外表衰老，容易用人工方法加以弥补，还不足以给予衰老的印象。如果一个人做事丢三落四、说话语无伦次、反应迟钝、动作缓慢、对生活缺乏情绪反应等，这才会给人以真正衰老的印象，因为他的心理明显衰老了。

美国一些老年学学者，对加利福尼亚州的约7000名老年居民进行长达九年的调查研究，从中发现：一些孤独感重、心理衰老快的老年人，在排除其他因素的情况下，其死亡率和癌症的发病率，均比其他老年人高出两倍以上。他们还对 3809 名美籍日本老年人进行调查研究，统计数据表明：心理衰老快的老年人，心脏病的发病率比其他老年人高出一倍。

因此老年人应当跳出人为的衰老圈子，保持身心的正常活动，以旺盛的生命力投身到现实生活中去。只要自我心理不老，就会赢得健康和长寿。

1. 老年人心理衰老的原因：引起老年人心理衰老的原因是多方面的，主要有：

（1）环境因素：老人在生活中，心理上的急剧精神刺激和长期的忧郁。

（2）生理因素：人到老年，生理功能上大脑的退行性变化。

（3）生活因素：如酗酒、纵欲、过食肥甘、过于安逸等。

（4）疾病因素：如高血压、动脉硬化、糖尿病、脑卒中等。

（5）文化因素：有的学者研究发现，一个人有较高的文化素养，会对人生有一个正确态度，也比较少会因意外情况的发生，而导致心理失常。

2. 老年人心理衰老的表现：老年人心理衰老的表现千变万化，一些老年心理学家归纳出以下几点主要特征：

（1）感觉、知觉衰退：眼睛老化，视力不如从前，味觉迟钝，以前很好吃的东西现在感到淡而无味。

（2）记忆力衰退：如熟人的名字老是记不起来；读书前看后忘；电话号码总要反复几遍才能记住；刚说过的话一转身就忘了；常常记不起随手放的东西等。

（3）想象力衰退：理想逐渐丧失，幻想越来越少，做梦日益减少，而且平淡无奇；脑子晚上不如上午清醒；对新鲜事物缺乏好奇心。

（4）语言能力衰退：讲话变得缓慢而啰唆。

（5）思维能力衰退：不容易集中注意力思考问题，学习新事物感到吃力，甚至有点害怕学习新事物。

（6）情感变得不稳定：比较容易动感情，在感情上被人同化，还常常为感情而流泪；遇到困难，不像以前那么镇定自如；经常有莫名其妙的焦虑感；对于喧闹声感到很烦躁；常常看不惯年轻人的一些正常言谈和行为。

（7）意志衰退：做事缺乏毅力，喜欢凭老经验办事；对任何事情都缺乏强烈的探索精神；下决心要做的事情常常拖拉而不立即行动，进而逐渐变得什么事情都不想做了。

（8）反应能力下降：动作不如以前灵活，对事物不如以前敏感，一旦疲劳恢复得较慢，睡眠时间也比以前少了。

（9）兴趣爱好减少：生活中感兴趣的范围变小了，不再有兴趣看有关爱情的小说、电影、电视；不太喜欢参加各类活动，特别是集体活动。

（10）产生衰老感和死亡感：总感到自己老了，经常想到自己已临近死亡，常回想已故的亲友，又联想到自己，悲悲戚戚。

（11）性格变化：老年人性格比青壮年人更容易受疾病、心理和社会因素的影响而发生变化。老年人离退休后，如果身体还十分健康，经济生活，文化生活等没有发生重大变化，则老年人的性格通常不会发生重大改变。如果老年人体弱多病、缺乏很好照料、医疗条件差、经济拮据、生活困难、家庭矛盾多、缺少子女关心、居住条件差等，老年人性格就容易变得暴躁、易怒、情绪低沉、忧郁、焦虑不安、孤僻、古怪，甚至不近人情。

（12）容易焦虑不安：很多老年人在度过更年期后，情绪逐渐趋向稳定，但是焦虑不安心情常常难以消失，一直会持续到老年期，尤其是当环境中有不利因素时，就更容易出现焦虑不安。

（13）情绪变化：老年人情绪容易发生明显的变化，一方面是对一般刺激趋向冷漠，喜怒哀乐不易表露，或反应强度降低，使旁人容易产生冰冷之感。另一方面在遭到重大刺激时，情绪的反应却特别强烈，难以控制。有的老年人在共庆全家团聚时，也许忽然伤心落泪；别人认为很平常的事情，他觉得唉声叹气……一家人也常常摸不透老年人的脾气，老年人的喜怒好像不知因何而发。其实，老年人的情绪变化都是因外界刺激而引起的。

（14）敏感多疑：老年人感觉器官不敏锐，对捕风捉影、似是而非的事往往却很认真，常把听错、看错的事当作对他的伤害，而感到十分伤心。

（15）容易产生孤独感：主要是老年人本身衰老影响了老年人的心理，老年人自己退出社会和老年人觉得自己缺乏社会、家庭的关心也是原因之一。有的老年人性格由外向转为内向，深居简出，懒于交际，不愿向前看，而喜欢沉醉于重温过去的回忆之中。

（16）容易自卑：老年人常是感到自己老了，不中用了。如果遇到生活水平降低，生活缺乏照顾，以及疾病等诸多困难时，均可使老年人过分伤感，自卑情绪也就随之加重。

（17）习惯心理巩固化：长年累月的生活习惯与工作习惯，决定了老年人的习惯心理很巩固，年龄越大，形成的习惯越固定。

（18）个性心理特点明显：人的个性心理特点是在社会实践中形成的，老年人比中青年人更显得个性化。例如，顽固地坚持自己的观点和习惯，不赞成别人的意见和看法。由于顽固而对一切变化和新事物老年人都感到不安，不自觉地坚持防卫态度，所以有的老年人就显得固执，刚愎自用。

老爸老妈各人对照以上 18 项心理衰老的变化特点后，肯定会发现自己和其中某些特点相符。只要老夫老妻以正确的态度正视自己已有的某些心理衰老现实，并主动调节心理活动，老夫老妻互相帮助，提醒老伴改变或减少这些不良心理现象，通过心理调适，就能延迟老人的心理衰老，促进健康长寿。

3. 心理衰老的自我测定：心理衰老被认为是心理失调的前兆，因此有人把它看作是走向死亡的"催化剂"。老爸老妈要健康长寿，提高生活质量，首先要设法延缓自己的心理衰老。心理衰老的表现千变万化，很难定出一个公认的标准。国内外心理学家通过归纳、综合各种心理现象，总结了以下几种心理衰老的自我测定方法，可供参考。

（1）心理衰老测试方法之一：

1）即使戴了眼镜也看不清东西。

2）没有一个年轻的朋友。

3) 不喜欢看报刊上"智力园地"这类栏目的内容。

4) 不能立刻说出水的 5 种用途。

5) 别人和你说话，非得凑在耳边大声讲才行。

6) 不能立即顺背七位数或倒背五位数。

7) 做一件事情常不能坚持到底。

8) 看到小说中有关爱情的描写，一跳而过。

9) 害怕外出。

10) 在 2 分钟内不能从 100 开始连续减 7，直至减到 2。

11) 喜欢一个人静静的坐着。

12) 不能想象出天上的云彩像什么。

13) 常常和别人争吵。

14) 吃任何东西都感到没味道。

15) 不想学习新的知识和技能。

16) 常常把一张立体图看成平面图。

17) 不喜欢下棋这类动脑子的娱乐活动。

18) 总以为自己比别人高明、正确。

19) 以前的许多兴趣爱好，现在都没有了。

20) 记不清今天的具体日期。

21) 钱几乎都花在吃的方面。

22) 老是回顾过去。

23) 常常无缘无故地生闷气。

24) 不喜欢听纯粹的演奏音乐。

25) 喜欢反复讲一件事。

26) 看了书、电影、戏剧后，常回忆不起来它们的内容。

27) 别人的劝告一点也听不进去。

28) 对未来没有计划和安排。

29) 常常看错东西或听错话。

30) 走路离不开拐杖。

以上 30 种现象中，若有 26～30 种为极度心理衰老；有 21～25 种为明显心理衰老；有 16～20 种为心理比较衰老；有 10 种以下为基本无心理衰老。

（2）心理衰老测试方法之二：

1）记不住最近的事情。

2）如有事在身，总感到心情焦虑，坐立不安。

3）事事总喜欢以我为主，以关心自己为重。

4）总喜欢扯过去的事。

5）对过去的生活总是觉得后悔。

6）对眼前发生的任何事情，都感到无所谓。

7）愿意自己一个人生活，不想麻烦别人。

8）很难接受新事物。

9）对噪声十分不耐烦。

10）不喜欢接触陌生人。

11）对社会的变化，惶恐不安。

12）十分关心自己的健康，并为健康担忧。

13）喜欢讲自己过去的本领、功劳和经历。

14）喜欢做无聊的、没有收藏价值的"收藏家"。

15）好固执己见。

以上现象，若有 13～15 种为极度心理衰老；有 10～12 种为心理很衰老；有 7～9 种为心理比较衰老；有 4～6 种为有点心理衰老；有 3 种以下为基本无心理衰老。

（3）心理衰老测试方法之三：

1）经常会感到胆怯和害怕。

2）别人做错事，自己也会感到不安。

3）别人稍有冒犯，就火冒三丈。

4）别人请求帮助时，会感到不耐烦。

5）经常会感到坐立不安，情绪紧张。

6）脾气暴躁，焦虑不安。

7）看见生人时，会手足无措。

8）一点也不能宽容别人，甚至对自己的老伴、亲友也如此。

9）感情容易冲动。

10）曾经进过精神病医院。

11）有时自己感到生不如死。

12）处理一件事，常常犹豫不决，下不了决心。

13）不听别人劝告，一味干某一件事或想某一件事。

14）没有熟人在身边，会感到恐惧不安。

15）总是愁眉不展，忧心忡忡。

16）在别人家里吃饭，会感到别扭和不愉快。

17）紧张时，常会觉得头脑糊涂。

18）总希望别人和自己闲聊。

19）常会无缘无故地想念不熟悉的人。

20）经常为小事，独自暗暗哭泣。

以上现象若有 17～20 种为极度心理衰老；有 13～16 种为心理很衰老；有 9～12 种为心理比较衰老；有 5～8 种为有点心理衰老；有 4 种以下为基本无心理衰老。

以上几种自我测定方法，仅仅为老爸老妈提供一些参考和一面镜子，使老年人能粗略地了解一下自己心理活动的状态，从而有针对性地调节自己的心理活动，尽可能地避免和消除不健康的心理活动，延缓自己的心理衰老速度。

4. 老年人的心理衰老因人而异：同一年龄的老年人，心理衰老的变化程度可以截然不同。

（1）心理老化与身体老化的速度各不相同：一般来说，老年人身体老化发展速度较快，而心理老化速度较慢。老年人的生理年龄和心理年龄、心理衰老程度可以自测（方法请参阅本书相关章节的内容）。

（2）心理变化的差异较大：有些老年人心理老化较慢，虽然已是高龄，但记忆力还很好，思维敏捷、精力充沛。而有些老年人心理老化尽管比身体老化速度慢，但已经表现为记忆力差，思维迟钝、精力不足。

（3）心理老化与个人心理特点有着密切关系：善于用脑的老年人，智力衰退速度较慢；而很少用脑的老年人，智力衰退的速度较快。心情开朗、意志坚定、发愤图强的老年人，到老年期仍还可以保持旺盛的创造力；心情抑郁、意志薄弱、缺乏进取心的老年人，往往为人未老智先衰。

（4）心理老化受社会因素影响较大：当代社会向老年人提出新的要求，老有所养、老有所学、老有所为、老有所乐，成为老年人心理上的激励因素，对调动与发挥老年人的智力效应有很大作用，社会上重视老年人智力效应的作用，往往会推迟老年人的心理老化。因此，怎样发挥老年人"余热"，使老年人"老有所为"是十分重要的。

5. 老爸老妈怎样延缓心理衰老：随着岁月的逝去，老年人的衰老是不可抗拒的自然规律，但人们可以延缓心理衰老的过程。那么，老夫妻俩怎样延缓自己的心理衰老呢？

（1）忘记年龄，抱着乐观的态度生活，愉快每一天。不要轻易认为自己老了，老年人的许多心理衰老现象是老年人自己的心理状态造成的。

（2）跟你所爱的或所喜欢的人多相处，可以觉得自己并非废物。有时一个愉快的游戏或娱乐，会使你觉得自己恢复了青春，使自己保持乐观情绪。

（3）笑口常开：老年人能保持微笑很好，能常纵情大笑就更妙。笑可以使人体的横膈、胸、腹、心脏、肺脏得到有益的锻炼，可以使全身肌肉得到放松。一种最新的医学观点认为：笑能刺激大脑产生一种激素，即引起内啡肽的释放，而内啡肽是松弛身体、减轻疼痛的天然"麻醉药"。

（4）有规律生活，按时作息，保证有充足的睡眠。如果夜间睡眠太少，白天可以有 0.5～1 小时的午睡。有规律生活是心理健康的可靠保证。

（5）不要向任何压力低头，把压力看作是挑战的机遇，千方百计想办法去克服它。这样自然可以使得自己精力充沛。努力做到随遇而安、恬淡虚无、乐天知命、知足常乐、自知自爱。

（6）如果你觉得生活太枯燥，应该找一个目标或者培养新的爱好，如种花、钓鱼、下棋、书法、跳舞、绘画等，使它变成你的兴趣，变成你的精神寄托，这样你就不会感到生活枯燥无味，还能忘记忧愁与烦恼，增加生活的乐趣。

（7）平时加强脑力活动，多看报、关心身边大事，想办法尽可能做些健身运动或者从事家务劳动，把你身上过多的脂肪累赘去掉，增加活力。

（8）注意自我保健：有任何疾病症状出现，要立即去看医生，不要讳疾忌医，也不要行若无事，在它没有变成威胁性疾病之前消灭它。也要避免过分注意身体，微小变化而忧心忡忡，情绪过分紧张，要正确地对待疾病和健康。

（9）多找机会休息，不劳累或锻炼过度，也不要因为出现困难而感到重压，在轻松的心情下生活，会使你既寿亦康。

（10）不管你贫穷抑或富有，应该生活在一群人中间，积极参加群体活动，切勿孤独、寂寞。多和年轻人交往，多交"忘年交"朋友，使自己心态年轻化，将会有效延缓心理衰老。

（11）平时加强脑力活动：老年人的心理衰退程度与老人平时的脑力活动多少有密切关系。老年人可以多参加社会活动，或进老年学校学习，或继续做自己力所能及的工作发挥余热。

（12）努力与社会环境相适应：适应是为了满足自己生存需要，是对社会环境的迁就，根据环境条件改变自身，调节自身与环境的关系使之协调。

（13）"乐者长寿"是不衰的真理，但人在生活中遇到不如意事常八九，能保持乐观并非一件容易的事，有两条建议可供老夫妻参考，一是随遇而安，不论遇到什么困难，坦然处之，对事达观畅怀；二是恬淡虚无，老年人对身外之物不要有太高要求，不能把现实与自身意愿相比，做到"乐天知命""知足常乐"。

（14）自知自爱：老年人能自知，对延年益寿很重要。首先，要对自己身体健康状况要有了解，不要盲目疑病，也不要不服老。其次，对自己的能力有正确的估计，自爱是爱惜自己，重视自身健康，珍惜自身品德和荣誉，自尊、自信、自制。

造成一个人的心理衰老有内外多种因素，如身体状态、家庭环境、居住条件、经济状况、夫妻关系等，因此，延缓心理衰老是一个综合性的问题，只有全面地重视影响老年人心理衰老的各种因素，再加上老年人能调节好自身的心理活动，才能真正有效地延缓心理衰老。其中，老夫妻间心理卫生的互相监护，具有重要意义。

有老年心理学学者提出，掌握以下 12 点，就可保持心理健康，延缓心理衰老：①尚实际；②有创见；③建知交、④重客观；⑤崇新颖；⑥择善而从；⑦爱生命；⑧具坦诚；⑨重公益；⑩能包容；⑪富幽默；⑫悦己信人。老年夫妻要延缓心理衰老，不妨从这十二点做起。

八　特殊老年人的心理变化

在社会上，许多老年人都是身心健康的，但也有相当一部分身体不健康、心情不愉快的特殊老年夫妻，如长期患病的、缺乏经济收入的、孤独的……以及极少数心理变态的老年人和犯罪老年人等。

这里我们简单介绍几种常见的特殊老年人的心理变化：

1. "黄昏"心理人群："黄昏"心理是老年人的一种常见的负性心理，是一种有损老人身心健康的"不良因子"，表现为情感消沉，精神蜕变。常见的"黄昏"心理表现有：

（1）冷落遗弃感：有的老年人离退休后，生活中没有了以往迎来送往的热闹，心里油然而生的冷落感。这种失落的心理挥之不去，如同被人遗弃地令人难受。

（2）累赘包袱感：有的老年人生性多疑，常感到自己无能为力，认为自己是子女的累赘和包袱，觉得生活是一种折磨和煎熬，产生悲观失望的念头。

（3）怀旧回归感：有的老年人多愁善感，常留恋过去，沉湎于对往事的追忆，有不同程度的怀旧情结，尤其是有坎坷经历的老年人，其思绪会更集中于过去的难忘岁月。

（4）枯燥无聊感：人到老年，身心都在发生变化，有的人整日无所事事，在吃、睡、坐中周转，生活单调乏味，这样日复一日，心理上就会产生枯燥无味的情感。

（5）颓废无为感：有的老年人生活懒散，啥事也不想，啥事也不干，但又觉得如坐针毡，度日如年。

（6）黄昏末日感：有的老人自认临近人生尽头，从而产生惆怅之感，身心陷入一种消极不能自拔的境地。

（7）孤独寂寞感：人到老年，身心和生活变化都很大，尤其是对照别人，自己无所事事闲得慌，缺乏情趣而闷得慌，心里就会产生烦躁孤独感。

如果老年人有这种"黄昏"消极心理，就得进行自我调解，如坦然"角色"转换，树立积极养老心态，"夕阳无限好，人间重晚晴"，多回忆美好的往事和开心事儿，做些老有所乐的事等。

2. 长期患病老年人群：长期患病的老年人一般是指患各种慢性病的老年人，社会上这部分老年人的人数正在不断增加。这是因为医疗技术的发展，许多以前无法诊治的病，现在有了新的诊治手段和药物；一些急性病如脑卒中、心肌梗死，现在很多老人经过抢救也可以保全生命，而成为慢性病老人。另一方面，老年人由于随年龄增高而生理功能的不断衰退，较容易患各种各样的老年性疾病。

长期患病的老年人，根据他们患病时间的长短，病情的轻重，可以分为5种类型，各有不同的心理变化。

（1）早年型：指老年人在60岁以前就患病，一直延续至老年期，这些老年人对病人"角色"早已习惯，他们被疾病长期折磨，情绪消沉、犹豫和沮丧。他们往往把事业上的不成功，生活上的不顺心，都归罪于疾病，同时又为此而牵累了家庭而感到烦躁不安，产生"何苦苟延残喘"的念头。因此，其老伴及家属要在精神上、生活上多关心和安慰他们，使他们树立起与疾病做斗争的信心。

（2）晚年型：指60岁以后才开始患病的老年人。他们往往不习惯于"病人角色"，不承认自己将一直患病下去，对疾病有一种盲目乐观的看法，相信很快就能根治疾病，千方百计求医求药，随着时间的推延，当他们渐渐明白自己的确是一个"病人角色"时，又往往产生烦躁情绪，不利于疾病的治疗。晚年型老年病人的老伴及家属，对老年人在患病开始时，就要做耐心的解释工作，最好能配合医生给老年病人普及一点保健方面的知识，或给老年人一些这方面的科普医药读物。

（3）轻型：指一些患有轻度疾病的老年人。如一些患有早期慢性支气管炎或冠心病的老年人。他们的心理活动一般和正常老年人差不多，但有的老年病人往往不把自己当成病人，情绪乐观、开朗，当然这种心理状态有有利的一面，即可以调动身体内的积极因素同疾病作斗争；也有不利的一面，可能忽视必要的检查和治疗，使病情发展。也有部分老年人，把自己的小病当成大病，终日忧心忡忡，要求进行各种检查和治疗。因此老年病人的老伴及家属，要使轻型老年病人对自己的疾病有正确的认识，既不要小病大养，又不要熟视无睹，应该及时检查和治疗，使疾病早日得以康复。

（4）重型：是一些患有可能危及生命的疾病，如心肌梗死、癌症。老年人的表现可以各不相同，有的表现为烦躁不安，认为自己的病反正无指望了，不愿接受治疗，不与医务人员合作，甚至拒绝打针，吃药；有的老年人似乎毫不在乎，对严重疾病后果从不考虑；有的则沉默寡言，闷闷不乐，不愿和任何人交谈，严重者还可能采取轻生举动。为了使这些老年人更好地接受治疗，老夫妻的另一方及其家属，有时需要把真实病情隐瞒起来，不增加病人的精神负担。有的则需要开诚布公地把病情如实告诉老年人，求得他的配合，这要根据不同老年人的心理活动情况来决定。

（5）失能型（卧床型）：指一些长年累月几乎不能起床的慢性病老人，如瘫痪、年迈体弱的老年人。他们对自己长期卧床不起感到急躁、烦恼，但又无可奈何。卧床时间越长，获得外界信息越少，越可能使这些老年人心理发生不良变化。他们所承受的身心痛苦较大，开始时还能配合医生和家属积极治疗，但时间久了便怨天怨地，埋怨医生无能，埋怨亲人服侍不周，有的还会为一点小事而暴跳如雷。最后，老年人由于卧床时间太长，自然转为情绪消沉、心情恶化，甚至出现厌世念头。对长期卧床而失能的慢性病老年人，老伴及家属一定要耐心、热情，生活照料、治疗护理上给予良好帮助，并要使全家人员多与老年人交谈接触，多向老年人问候，主动询问老年人的不适与需要，尽量给予满足，使老年人心里感到充实和温暖。

以上 5 种情况可能交叉出现，作为患慢性老年人的老伴及家属，应该熟悉老年人的心理变化，注意老年病人不同的心理活动特点，使他们在患病期间能够安心养病，保持心情愉快，争取早日康复。

3. 缺乏经济收入的老年人的心理变化：缺乏经济收入的老夫妻是指在晚年收入较少或者没有收入，不能完全依靠自己的收入维持正常生活的老年人。这些老年人往往缺乏养老保险、医疗保险，这部分老年人在农村中所占比重较大。缺乏经济收入的老夫妻，有以下几种类型：

（1）依靠老伴型：这类夫妻生活来源主要依靠老伴的退休金，他们的心情比较愉快，老两口已习惯这种赡养关系，或者认为这是理所当然的。他们最忧虑的是怕有退休金的老伴早"走"一步，所以他们一般都十分关心老伴的身体健康。

（2）继续服务型：老夫妻为子女服务，如做家务、带孩子等，如果他们身体尚好，可能会得到子女尊重，生活比较充实，心情也会比较愉快。如随着年岁增高不能继续服务，或者不能得到子女应有的尊重，在家中又无地位，那么他们的心情是沉重的。

（3）有积蓄型：老夫妻在青壮年时省吃俭用，积蓄了一点钱，晚年虽然缺乏经济收入，但也还能维持生活，加上有的人可能还有子女赡养，所以内心比较踏实。但是，随着不断的支出，积蓄逐渐减少，尤其考虑到老夫妻将来失能或者半失能后，请人护理需要较大费用，他们开始担忧起来。这些老年人往往性格较为内向，干事小心谨慎。

（4）有功型：虽然已年老体衰，不能继续为子女服务，但以前曾为子女的成长立下汗马功劳，他们在家庭中有一定地位，接受子女的赡养往往心安理得。但是随着年事增高，他们地位有下降的趋势，因此，内心很羡慕别的有经济收入的老年人。

（5）无功型：这类老夫妻由于种种原因早起没有为子女成家立业出过多少力，目前又不得不靠子女赡养，一旦子女的态度不好，他们的心理活动变化极大，性格将明显变化，或者变得沉默寡言；或者变得防御性很强。其实，这种心理变化都是强烈的自卑感引起的，他们常常自责或者后悔，但口头上绝不轻易承认。他们往往和子女关系不融洽，在家庭中地位也较低，他们常常为一点小事闷闷不乐，喜欢一个人呆坐着度过光阴，内心有一种明显的被抛弃感。

（6）身心欠佳型：这类老人身体有病，自卑感极强，情绪大多不很愉快。如果小辈对老人还有抱怨，他们更觉得自己成了小辈的包袱，产生不如一死了之的念头。

总之，由于缺乏经济收入的老夫妻大部分靠子女或亲友赡养，所以子女、亲友的态度对他们的心理活动特点和心理变化有极大的影响。这类老年夫妻由于缺乏经济收入，社会地位又不高，往往都是自卑心理，不愿意主动地进行人际交往。他们不敢奢望去旅游，或从事其他兴趣爱好，甚至连去医院诊治疾病也考虑再三，怕增加子女负担。因此，这类老年人都有较强的心理负荷。

我国宪法明确规定成年子女有赡养老人的义务，1996年全国人大常委会又颁布了《中华人民共和国老年人权益保障法》，使老年人的合法权益进一步受到保障。因此，经济上有困难，或者子女赡养问题上有矛盾的老年人，可以向有关机构，如民政部门、司法部门等请求帮助

4. 空巢老夫妻的心理变化：空巢老人从广义上讲，是指不和青壮年人生活在一起的老夫妻。一般可以根据有无子女和有无收入等情况，来分析他们不同的心理变化和心理需求，这里我们来谈谈无子女的老年人。

如果老夫妻没有经济收入，生活来源主要依靠国家救济，就会不想麻烦任何人，什么事都自己动手。可以欣慰的是他们有老夫老妻可以相依为命，互相照顾，他们都想千方百计地延长老伴的寿命。

有收入的老夫妻，一般经济条件尚好，生活也较满意，但有一种空虚感。因此，他们往往用各种活动，如旅游、看戏、打牌等来消磨时间，以填补内心的空虚。他们喜欢进行人际交往，往往性格较为外向。尽管这样，他们还是常常会有一种忧虑感，担心年龄更老时，将来失能和半失能或有病时的困难处境将怎么办？

5. 老年人的异常心理变化：每位老年人心理的变化，在变化程度上表现不一，有的可能有一个方面或者几个方面；有的老年人却表现为多个方面。老年人这些心理变化的表现，在正常情况下是有一定限

度的。如果有的老年人心理变化表现过度，就成为异常的心理改变。这些老年人的心理改变，和大多数正常老年人不一样。正常老年人在某些时候，也可能出现心理改变，但出现时间短暂，程度也不严重，可以在正常心理活动的调节下恢复正常，而老年人的异常心理改变，则就相反。

老年人的常见的异常心理，有痴呆、抑郁、猜疑、幻觉、妄想等。实际上，有些异常变化都是精神疾病的表现，或者是某些器官疾病的精神症状，如甲状腺功能亢进、脑动脉硬化、糖尿病等，这应该引起家属的高度警惕，一旦发现老年人有异常心理改变，老伴及家属千万不要以为是不光彩的事，怕丢人现眼而耽误诊治，应及时送去医院。

九　老年人的心理变化与疾病

老年人由于大脑神经功能，随着年龄增高而发生一系列生理变化，心理活动的灵活性、可塑性和适应能力等，均会有所减弱。虽然这些变化因人而异，个体之间的差别可以很大，但一般说来，老年人应付复杂变化的应激能力，承受心理负担和压力的能力都有所减低。老年人在生活中，会遇到各种事件，当解决问题不利时，可能会产生心理、情绪变化和精神压力，这不仅是心境欠佳，落落寡合，而且还会影响到老年人的多个方面，如智力活动、运动功能、思维和动作均变得迟钝。身体各系统的生理功能明显下降，此时老年人就容易发生各种疾病和意外。

近代医学已证实，强烈而持久的情绪因素，会影响身体各系统的正常生理功能。如果这种影响持续时间长，这些生理功能的障碍会进一步加重和发展，出现病理性的变化成为疾病。常见的疾病有以下几类：

1. 身心疾病：是指心理因素引起的躯体疾病，或者心理、情绪因素在病因和病程发展中起到重要作用的躯体疾病。老年人常见的身心疾病主要有原发性高血压、冠心病、糖尿病、哮喘、紧张性头痛、溃疡病、皮炎等。此外，情绪因素对癌症的发展亦有明显影响。据北京医院对城市 65 岁以上老人的调查，有原发性高血压者占 42.5％，有冠心病者占 20.9％，有慢性气管炎者占 23.8％。可见，老年人中身心疾病的患病率相当高，并影响老年人的心理健康和生活质量。

医学研究证实，造成精神和情绪紧张的因素，不仅影响脑功能，同时能使身体内分泌系统功能、心血管系统功能、代谢功能和免疫功能都发生变化，它能影响体内 14 种激素的水平，如肾上腺素、促肾上腺素皮质激素、性激素、甲状腺素等。医学研究的资料还表明，长期的情感压抑、愤怒、家庭不和、亲人亡故，对疾病的发生和发展影响更大。早期是通过对体内激素、内分泌的作用，使体内激素失去平衡。后期通过对免疫反应的影响，消弱身体的自然免疫力，从而加速病理过程的发展。

疾病本身对老年人的心理健康亦有影响。例如，脑动脉硬化、严重的高血压，轻者削弱老年人的记忆力和工作能力，严重者可引起智力减退和痴呆。

2. 神经症：以前被称为"神经官能症"，是一组较轻的大脑功能失调疾病的总称，包括神经衰弱、强迫症、焦虑症、恐怖症、躯体形式障碍等。医学研究资料表明，老年人群的精神疾病中患病率最高的是神经症；第二位是痴呆；第三位是精神分裂症。

神经症与心理因素有密切关系，往往以不健康的性格特征为发病的基础，据北京安定医院对城区居民的调查，在 60 岁以上的老年人中各种神经症的患病率为 2.53％，老年人主要发病类型为抑郁症和焦虑症。

抑郁性神经症在老年人中的发病率明显上升，疾病与精神上的创伤有密切关系，如丧偶、亲人分离、生活中受到挫折、自尊心受到影响、家庭不和睦、慢性伤残性疾病等。主要表现是情绪抑郁、丧失生活兴趣、对健康或前途失去信心，常伴有身体不适感，如疲乏、头痛、背痛、食欲差、失眠等，有时这些不适感还相当突出。

焦虑症在老年人中也十分常见。病人大都有谨小慎微、胆小怕事的性格特征，对生活上的挫折，身体上的不适容易紧张、着急。焦虑症往往因亲人死亡、家庭不和、事业失败或者身体疾病的因素起病。

有时这些事件并不严重，但超越了老年人所能承受的和适应的限度，以反复出现莫名其妙的恐惧、不安为临床特点。老年人常常出现大祸临头感，惶惶不可终日，感到自己的病好不了，一点小事也做不了，坐立不安，心惊肉跳和肌肉紧张，并常伴有出汗、面部发红、口干、尿频、尿急等症状。

老年人的神经症的治疗，根据病人的精神症状和躯体症状特点对症用药，以调节大脑功能失调。减轻症状是十分重要的，在医生指导下应用抗抑郁药，可缓解病人的抑郁情绪；用抗焦虑药物减轻焦虑症状；用传统的气功或太极拳可放松紧张的情绪，等等。但这些症状是在情绪紧张因素的作用下产生的，因此老伴及家属必须了解老年人引起情绪紧张的心理因素、精神负担和压力，在心理上给予支持，解除老年人对疾病的不必要的负担和顾虑。也就是说，要以心理治疗为主，辅以药物治疗，才能奏效。

预防神经症的发生或防止病情的波动，则要求老年人在退休生活中，按照老年人的心理和生理特点，安排日常生活。老年人要了解情绪对身体健康的影响，学会在日常生活中放松情绪、调节情绪；学会自我控制情绪。争取家庭和社会的支持，协助老年人走出心神不宁和焦虑的心境。

3. 老年痴呆：是老年人常见的精神性疾病。我国 65 岁以上的老年人中，发病率为 3.2％～5％。老年痴呆主要有三大类：脑动脉硬化引起的痴呆、阿尔茨海默病和混合型。脑动脉硬化性痴呆是由于脑动脉硬化或脑卒中后，造成脑组织缺血、缺氧，削弱大脑功能，使记忆力减退，智能活动水平下降，最后发展成痴呆。老夫妻俩应及早识别、发现脑动脉硬化的早期表现，如头晕、头痛、耳鸣、失眠、手足发麻、情感脆弱、易伤心落泪或激动兴奋等类似神经症的症状。及时采取预防措施，将有助于防治疾病的进行性的发展。

阿尔茨海默病是一组发生在老年期的慢性退行性精神疾病。大脑皮质发生弥散性萎缩，病因至今还不太清楚，这类疾病常见于女性，经济水平低，单身独居，文化水平较低的老年人。

老年痴呆早期就会出现人格的变化，如自私、狭隘、对家人冷酷无情、生活刻板，与病前判若两人。常有睡眠节律改变，白天卧床夜间活动。记忆力减退发生较早，继之理解力、判断力、计算力等技能活动全面下降，甚至不记得自己的姓名、不能辨认自己的亲人、外出找不到自己的家门、吃饭不知饥饱。做一些毫无意义的事，如收集破烂。后期生活完全不能自理。痴呆严重影响老年人的晚年生活，对家庭和社会带来沉重的压力，应该引起老夫妻及家属的重视。

4. 老年人的精神分裂症：老年人群中的精神分裂症，绝大多数是中年或更早一些时候起病，病情延续到老年的。这些老年人有特殊思维障碍，最常见的是妄想、如毫无根据地坚信有人在迫害他，或坚信有什么仪器控制他的行动。有时可伴有幻觉，主要是幻听，声音可来自外界空间，亦可来自自己身体内的某个器官。这些老年人情感反应迟钝，不关心周围的亲人或事物，不主动与人交往。行为内向、孤僻、离群，此部分老年人虽然有离奇的思维，感情和行为的孤僻、冷淡，但智能并不出现损害为其特征。社会心理因素、情绪紧张因素易使老年人病情复发。如能得到老伴和家属关心，参加一定的社会生活和活动，则疗效容易牢固，预后较好。若老年人在家庭中受歧视或虐待，则病情容易恶化。

十　科学地认识"老"

老年人生理、心理发生的衰老变化是客观的，是不以人的意志为转移的。但是，老夫妻俩可以通过了解相关的医学知识，积极地适应生理、心理变化，了解自身的需求，并通过纠正一些错误观念，从而营造出一个适合老夫妻生活的社会、家庭环境，安享晚年。

1. 老年期是人生的衰弱期、丧失期：随着老夫妻年龄的增长，生理功能的老化越来越明显，加上心理衰老，老年人的身体与心智会很快走下坡路，使衰弱走上"加速度"。

处于衰弱期的老年人可分为自主的、适应的、颓废的3种类型。

（1）自主型：以自主为特征的老年人，在老年人中仅占少数。他们富有创造力与活力，充满朝气。年龄的增长，阅历的增长，给他们

送给老爸老妈的健康书

带来了智慧和活力。

（2）适应型：此类型老年人只有在文化和物质环境对他们有利的时候，他们才可能生活得很好。

（3）颓废型：颓废型老年人在体力衰退后，很快就颓废下来，只有依赖外界的扶持，才能较好地生活。

心理学家根据老年人遭受各种丧失的痛苦，把老年期又看成是丧失期。这些丧失包括老年人身心健康的丧失、经济上独立的丧失、与家庭社会关系的丧失、生存目的的丧失，其中老年人失去生存的信念是最根本的丧失。的确，对于老年人来说，不幸多于幸福，不满足超过满足，空虚压倒充实。这样的心理状况，常会给老年人的精神带来影响，使老年人变得孤独、忧郁和悲痛。

老年人"丧失"是客观的事实，关键是老爸老妈如何正确地理解和对待自己的"丧失"。如果老夫妻能够针对身心健康的丧失，而采取积极措施，如加强锻炼、注意饮食；针对经济上独立的丧失，而继续从事力所能及的工作，增加收入；针对家庭社会关系的丧失，注意与子女亲友保持密切联系，多参加社会活动；针对生存目的的丧失，继续探索生存目的，参加各种活动和聚会等。

老年人的"丧失"是不可避免的，但如果老年人有老而弥坚的意志去承受，针锋相对地向"丧失"挑战，老年期也可以改变为更加充实的"生活确立期"。

2. 与"老"作斗争：衰老是生命不可抗拒的自然规律，但是对待老年人衰老当今有截然不同的看法。传统的观念是："老年"是灰色的字眼，是"枯藤老树昏鸦"的年代，是度"余生"、过"残年"。而现代人的看法是积极向上的，并不否认衰老的客观事实，但把老年称为"金色年华""第二青春"。推迟衰老和延长寿命是人们共同的愿望。现代科学研究成果令人鼓舞，社会上长寿老年人也越来越多，我国百岁以上的老年人数也已经超万，80岁以上老年人已不稀奇，遍地皆是。我国老年人健康长寿、活得快乐，已能够普遍实现，科学的进步给老年人长寿创造了优越的条件。

现代医学心理学认为，一个人的精神状态与健康长寿有密切关系。

许多人以被动消极的态度对待衰老；不少人以主动积极的态度对待衰老。前者认为自己已衰老了，等待天年；后者仍兢兢业业，尽自己的努力为社会服务，老有所为，活得很有意义。所以，老年人首先要"心不老"，精神上要努力永葆青春，当乐天派，千万不要"人生不满百，悠悠几千载"，要"心地无欲天地长"。

当今与衰老作斗争的手段不断更新，不论在身体上，智力上都可以延缓衰老。要发挥老年人的优势，应用中国传统医学的丰富经验，加强自我养生保健，从心理、体力、生活、工作等各个方面采取主动的步骤，积极地同衰老作斗争，那么长寿和健康就能成为现实。

3. 现代老夫妻应有的心理理念：随着社会的进步，老夫妻俩应该树立新的心理理念，才能使自己生活得更好，生活得更有意义。

（1）做自己喜欢做的事：不论是老爸还是老妈，不管是多大年龄，老年人要养成一种习惯，要积极地去发挥自己的能力，继续过有意义的生活，千万不要因为退休而给自己人生打上休止符号，可以继续去从事自己喜欢的事情：也可以做自己过去想做而来不及做的事情；做对自己身心有利的事，为自己而活，为自己而做。老年学研究者指出，融入社会，社会互动，对每一个老年人都有同等价值。不同年龄的人所参与的活动形式和内容可能不同，但从日常生活意义来说是一样的。老年人可进行一些活动来填补空白，保持一个开朗的心境。

（2）对年迈高龄阶段的迎接与准备：时时准备日后的老化过程，特别是对年迈的高龄阶段。不仅是心理上有准备，还要有对生活环境的考虑与预备，方便进入更老的人生阶段。当然也要随时注意晚年人生的心理准备与实际的安排，能随时接受命运的到来，而减少对家人的牵挂和负担。

（3）继续学习日新月异的科技知识：处于科技日新月异发展的现代社会里，老年人们还需要继续学习，能熟悉和使用各种现代家庭常用的各种科学设备与用具，例如手机、微信、上网等。这样老夫妻不但能享受现代高科技生活，还能扩大自己和社会沟通和联系，还能增加老年生活的乐趣。

（4）老爸老妈要独立，少依赖：老夫妻要养成老爸老妈互相依靠，靠自己过生活的观念，老夫妻尽量自己照顾好自己，少依赖他人，过比较独立的生活。越是能自己照顾自己，越可以过好老年的生活，不受限制。除非不得已，不要总是想向别人诉苦，尽量自己对自己负责。老爸也要学做家务，老妈也要练习男人所做的事。

依赖是一种消极心理。美国哈佛大学的老年学研究专家调查表明：部分老年人出现消极依赖心理是一种回归心理，从自立走向依赖，从自强走向软弱，依赖心理出现越早，身心的衰老也就越快，从而影响健康和长寿。老年人出现的依赖心理，与家人对他的关心照料是两回事。有的老年人虽年老多病，需要别人照顾，但却有自强自信，自尊自立的思想，有依靠自己力量的信心，这种心态往往充满乐观，往往可以得到高质量的生活。

（5）适当保持老化的家庭关系：随着家庭成员年岁的变化，人生阶段的进展，老夫妻要跟家人时时保持适当的人际关系。随着年岁的增加，要面对家人可能发生的任何意外情况，而又能够接受，是现代老人一项生活上必须具有心理准备的内容之一。

（6）继续享受自己的生活：老爸老妈的生活要尽量过得舒服、愉快，避免不必要的挫折或刺激，让自己能天天过得有趣。身体健康和精神愉快对老夫妻具有特别重要意义。身体好，精神就会更好，也就能尽情地享受更好的老人生活。否则，就会发生负性的恶性循环，身体不好，精神更不好，还得熬日子。

4. 年高而心不老，寿高而体不衰：现代社会的老爸老妈，如何才能做到年高而心不老，寿高而体不衰呢？怎样把高质量的生活和愉快的身心把握在自己手中呢？根据我国古今养生保健的实践经验，可概括为"动""仁""智""乐"四个字。

（1）动："动"就是多运动。我国古代养生学中早就提出"不动则衰"。现代医学也提倡"生命在于运动"，实践证明运动能延缓衰老。生物学家研究证实，人体的功能"用进废退"。老年人要注意加强身体适度锻炼，循序渐进、持之以恒。

（2）仁："仁"就是心地善良，待人宽厚。两千多年前，孔子就提出"仁者寿"，"大德必得其寿"。"仁者寿"为无数长寿老人的实践所证实，在生活中可以看到，长寿老人几乎个个慈祥、善良。美国心理学家研究表明，同情与帮助他人，有利于自身的心理健康。美国哈佛大学心理系的专家曾做过一个实验，让学生看一部妇女在印度帮助病人与贫苦人的影片，看完电影就对学生的唾液进行化验分析，发现学生体内的 A 种免疫球蛋白显著增加。专家们为此得出结论：对他人的不幸遭遇的同情与援助，可以提高自身的免疫机制。人们常说"心底无私天地宽""善有善报，恶有恶报"，就是说对人宽厚，帮助别人，不仅有益于别人，也有利于自身。

（3）智："智"就是勤学习，科学用脑，尤其要善于用科学的知识指导自己的养生和保健。老年人步入第二人生，最主要的心理准备就是重新学习，丰富精神生活，延缓大脑衰老。"树老怕空，人老怕松"，要活到老学到老。进入老年需要学习的东西很多，如老年自我保健、老年心理学等，同时还要了解国内外大事，了解社会变革，学习新知识更新观念，紧跟时代的步伐。另外，还应该学两手具有新时代特征的技术，如上网、微信等。网上的世界很精彩，互联网上有很多可给老年人带来活力的东西。

（4）乐："乐"就是保持乐观情绪，保持好奇心，时刻保持积极向上的心态。那就是正视现实，接受挑战；乐观豁达，安享晚年；适应今天，迎接明天。快乐和豁达是一种宝贵的资源，不仅要会享用，更要会善于发掘。

国外报道称，美国耶鲁大学科研人员进行的一项研究发现，如果老年人因为自己的年岁一天一天增加，而心情低沉，会加速其衰老和死亡的进程，并最终把自己想入"坟墓"。重视本次调查的科学家指出：能乐观对待衰老这一自然现象的老人，比那些悲观老人平均要多活 7.6 年。这些心理因素对长寿的影响，竟然比公认的血压和血清胆固醇指标更为重要。研究者指出，对衰老保持积极心态，甚至比没有吸烟史和经常运动都更为有益长寿。研究发现，这两种习惯可为人增加 1～3 年的寿命，而正常血压和血清胆固醇则能延长寿命 4 年左右。美国老年医学研究人员在对 660 名 50 岁以上美国人，进行了 23 年的追踪调查后得出的结论是：对衰老保持乐观心态的老年人可长寿；而悲观、焦虑的老年人会大大缩短自己的寿命。

乐观愉快的情绪能够协调大脑皮质、神经、体液、内分泌及心血管功能，保持整个人体身心的稳定平衡。老年人不但要有乐观心态，还要会善于找乐趣。在轮椅上坐了30年，只有三个手指会动，又不能说话的著名英国科学家霍金，在别人眼中是个古板的人，只会琢磨宇宙的"黑洞"理论。然而，了解他的人都知道他挺会给自己找乐趣的，在他的卧室里贴着美国影星性感女神梦露的巨幅画像，他喜欢看007系列电影，听国外流行摇滚歌曲，爱听贝多芬的英雄和命运交响曲。照顾他生活的护士说："如果霍金不是善于给自己找乐趣，经常保持良好的精神状态，他可能活不到今天。"从这个意义上说，给自己找乐趣就是在延长自己的寿命。善于给自己找乐趣的人，是一个活得潇洒的人。

周恩来总理是一个最忙的人，他一天工作十六七个小时是常事，可是他忙里偷闲，常常要去看西花厅里的海棠树，给心爱的兰花浇水。季羡林先生既是国学大师又是文坛泰斗，精通十几种文字，然而他在工作之余，最大的乐趣就是养猫，他那两只宝贝猫与他生活了多年，俨然像家人似的。

老年人要培养自己"六乐"精神，即助人为乐、知足常乐、自得其乐、与众同乐、活动中乐，这也是老年人的长寿的要诀。

5. 对"老"的观念要与时俱进：由于现代社会与文化的变迁，包括家庭关系的改变，社会人口的变化，再加上生活环境与社会制度的大大改变，老爸老妈对于"老"的观念与意义，也要与时俱进，以适应现代老龄化社会。例如：

（1）修正"养子防老"想法：由于过去传统社会里，人们的经济系统往往以家庭为单位，依赖自己的家庭来维持自己的经济，负责各个成员的生计与福利。再者，下一代人往往继承上一代的生产事业，子承父业，继续其农、牧、渔、工、商等生产工作。在这样的社会里，要生育子孙、养育子孙，以便自己年老时靠子女来"反哺"，赡养年老的父母。这是很自然的现象，因此子女生得越多，犹如购买了更多的"生活保险"，所谓的"多子多福"，自己年老时可安心依靠年轻的子女们，让他们轮流或共同来赡养年老的父母。几千年来，我国传统都有"养子防老"说法。

现代社会逐渐工业化、都市化之后，人们的经济系统扩充，逐渐超出家庭的单位，而是依靠社会系统来维持操作。况且，下一代的人常常脱离上一代所经营的生产工作，而从事新异的职业，不跟自己的父母一起从事生产。更重要的是，婚姻与家庭制度也逐渐改变，并不见得人人都结婚、生育子女，或者婚后都跟父母住在一起。即使生育子女，顶多也是一两个而已。况且，现代生活里人们的寿命延长，75岁已是平均寿命。60岁过后，还得活二三十年，几乎是成人的人生之一半。

现代社会里，老年夫妻不能完全只依靠自己一个或两个子女来过漫长的二三十年光阴。要多半依靠自己，依靠老夫老妻两个或者整个社会，来度过自己年老退休后的漫长人生时光。换句话说，现代的夫妻从中年时，在日常生活里就要考虑自己如何把一部分收入储蓄下来，以便存留下来做退休后的生活费用补充。经个人的储蓄或社会保障的退休制度，建立自己老年后养老费用。在生活居住方面，要准备老夫妻两人能继续自己居住，且生活在自己的家里居家养老。可能跟自己子女住的家很邻近，但有老夫妻自己的居住场所，不用寄养在自己的子女家里或者依靠别人生活。

这并不是说老年人有需要时，不再依靠家人的照顾或者做子女的不用去关心自己的父母。我们要强调的是说，不要完全依靠子女来养老，不要只想子女该养你，该孝顺你，而事实上做子女的也无法每天来服侍你。

现代老年人应该提倡"靠自己养老""养生防老"，从心理上要提早有思想准备，除非自己的身心有显著的老化或障碍，否则尽可能依靠自己来生活，老夫妻共度晚年。

（2）改变"年老享清福"的观念：老夫妻退休没有工作压力了，年纪大了，生活应过得轻松些、享受些，这是很应该的。但是过去"年老享福"的旧观念里，常同时含有什么事也不想做了，享清福的意思。现在老年人要抛弃此种老观念，要以"年老要继续活动"的新观念来代替，要懂得"年老还能继续活动才是福"的道理。进入老年期的人，在身心各方面以适当地继续积极活动，这样才能维持身心健康。尽管年岁增加，还是宜以适合自己的体力做些家务，外出活动参加社交，继续从事自己喜欢的活动与家庭生活。这不仅是经济上、现实上的需要，而且是心灵与身体健康的需要，千万不要以为"年老享清福"，而剥夺了自己身心健康的机会。

（3）摒除"人老没用"念头：假如按过去的陈旧观念，年老之后就要依靠子女或他人照料，而且心理上仍相信年老不要再自己劳累了，可过"饭来张口，衣来伸手"的日子。这样很可能会让老年人思想上感到自己真的老了，什么也没有用了。特别是有的子女不太孝顺，对自己不太好，而自己又不去充实自己的老年生活。那么"人老没用"的念头，就会更强烈。

如果老年人能自己照料自己，老年生活过得充实愉快，保持身心健康，那么人老了仍有很多幸福生活等待你去享受。可以不迫于生活压力，天天赶着按时去上下班；可以轻松地从事自己喜欢的活动，做自己想做的事情；充分地安排自己的生活活动内容，安享晚年。

过去常年的辛苦工作，到了老年期就可以享受过去辛苦的结果，名副其实地变成老年是人生的"收获期"，特别是从事脑力工作的老年人，还可利用过去的工作经验，继续从事所喜欢的工作，而且可以表现出老到的功力。现代老年人应该建立"老年期是人生黄金阶段"这一观念，做到老有所为。

（4）纠正"人老无欲"的认识：过去几千年传统观念认为，老年人应"清心寡欲"，这"寡欲"不仅是指对享乐的欲望、娱乐的需要，也包括对于性的欲望。以前，大家都理所当然地认为，老年人年岁一大，就毫无性欲，甚至认为年老了，就不该对性还有兴趣，否则是"老糊涂"了。

事实上，年岁增大之后，各种欲望的强烈程度可能会降低，可能心有余而力不足，但还是会继续持有其各种想享乐、想娱乐的欲望，并有性的兴趣。所以，老年人不要为有这种基本生理欲望的存在，而自羞或自责，或者害怕被别人耻笑。老夫妻应当考虑如何适当地满足自己的生理与心理上的各种欲望。有了适当的欲望，生活才有活力和生机。

（5）树立"健康长寿"目标：传统观念认为幸福的老年人就是长寿者，通常把追求长寿作为老年幸福的目标。其实，长寿仅仅只是生存的年限，而不代表身体功能的年限。真正的长寿必须建立在具有基本的机械活动能力，体现在生活质量和生命质量。幸福的长寿是能保持良好的日常活动功能的长寿，它体现了老年人生命质量水平的提高。健康长寿的老年人应有基本的自我活动能力，如穿衣、脱衣、上厕所、进餐、洗澡等。长寿而不健康，对老年人、家庭及社会都不利。现代老年人提倡"宁可实现健康的 90 岁，不愿追求失能的 100 岁"，表明长寿就应有健康，能基本自理生活和智力正常，人们已意识到追求健康的长寿才是老年人的真正目标。

2

老爸老妈怎样科学延缓衰老

21世纪，科学技术日益发展，生活水平不断提高，医疗条件不断改善，人们希望能生活得更好、更长寿。延缓衰老，延年益寿并非遥不可及的梦想。老年人群在人生当中经历风风雨雨，都想通过养生保健来增强身体功能，延缓衰老，延长自身寿命，让晚年充溢幸福。然而，有相当一部分中老年朋友不敢正视，甚至有些畏惧衰老，总是希望自己活得更久，每天忧心忡忡、无所适从。为此，为广大老爸老妈们一起寻找延缓衰老的"神丹妙药"，并找到延缓衰老的秘诀，将健康、长寿的命运掌握在自己手中！

一　日常保健延缓衰老

1. 腹式呼吸有利延缓全身衰老：在我国古代医生们总结出一种很好的养生方法——腹式呼吸法。并且，以腹式呼吸方式为基础，形成"吐纳""龟息""气沉丹田""胎息"等有效的延缓衰老方法。

人生来就懂得呼吸，但是通过呼吸来养生保健，并不是每个人都

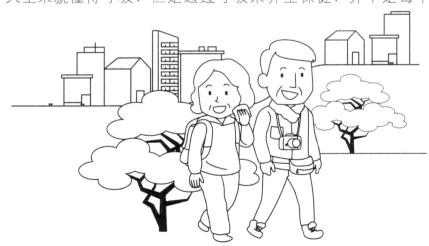

会。据报道，相当多的人呼吸过于短促，换气量非常小，不足以给身体每个部分提供足够的氧气，起不到养生保健的作用，对于过度用脑的人群，甚至还容易造成脑部缺氧。

腹式呼吸分为两种：一是顺式呼吸，就是吸气时鼓起腹部，呼气时缩回腹部；二是逆式呼吸，就是吸气时收缩腹部，呼气时鼓起腹部。以上两种方法都可以采用。

腹式呼吸是对胸腔和腹腔脏器的按摩，可以有效促进气血运行，有助于改善人体脏腑的生理功能。具体有以下多个好处：

（1）增加肺活量，改善心肺功能：腹式呼吸可以增加横膈膜的升降幅度，让胸腔大幅度扩张，有助于肺下部的扩张和收缩。这样，肺泡也能充分伸缩，更多的氧气进入肺部，也就改善了有氧代谢。当人的心肺功能改善之后，心肺疾病的患病率就会降低

（2）减少胸腹部感染：平时一般进行的是胸式呼吸，这种呼吸方式主要是胸部的扩张和收缩，横膈膜的运动较小，肺泡扩张得也较少，以致吸氧量减少。长期如此，肺泡就会关闭，导致组织萎缩，肺下部就容易感染病菌，最常见的就是肺炎。因此，通过腹式呼吸，能充分地增强肺部功能，并且防止腹部感染。

（3）改善腹部器官的功能：腹式呼吸能增强腹部运动，促进气血流通，增加腹部脏器氧气输送量，使得腹部脏器功能得以提升，其中包括消化系统、生殖系统、泌尿系统等。

（4）增强脾胃功能：腹式呼吸增强腹壁运动，也就促进肠的蠕动，因此有助于大小便通利，抑制肠胃内细菌增长，利于排除体内毒素和垃圾，进而预防慢性自体中毒。同时，腹式呼吸促进肠道蠕动，有助于促进消化吸收。

（5）可以疏肝利胆：腹式呼吸可促进人体的气血流通，有助于肝功能的改善、胆汁分泌能力的增强。这种呼吸方式对慢性肝炎、脂肪肝、肝硬化等的治疗均有益。

（6）有助于减肥降脂：腹式呼吸增强腹壁运动，让沉积在腹壁的脂肪燃烧，从而起到减肥降脂的作用，继而能够改善动脉粥样硬化、冠心病、高血压等不良症状。

当我们通过腹式呼吸方法实现以上的保养，自然也就能够延年益寿。腹式呼吸的养生保健作用需要长时间才能体现，因此要每天坚持，不可半途而废。

2. 减肥降脂有利于延缓衰老：日常生活中常有这样的情形，两个人的年龄相同，但一个人看起来容光焕发、神采奕奕、健康苗条，而另一个人看起来老气横秋、大腹便便、行动不便。也就是说，身体外形就给人一种两个人年龄差距很大的直观感受。专家指出，这是因为两个人的身体脂肪率、基础代谢、肌肉比例率不同。若一个人的身体年龄大于实际年龄，说明身体已经过早地衰老。有这种情况的中老年人要多加注意。

30 岁之后人体新陈代谢逐渐减缓，此时出现肥胖症状就很难减下来，老年人的身体功能会更弱，体内多余的脂肪更难减下来。不过这并不代表脂肪难以减少，只要采取正确的减肥降脂方法，还是有可能实现延缓衰老。

若人体血液中有大量脂质物质游离和沉积，就会通过氧化的作用形成脂质氧化自由基游离在血浆中，侵害机体细胞，最终导致细胞衰老、死亡。高脂血症的危害不言而喻。

我们从多个方面来降低血脂：

（1）生活要有规律，起居有常：尽量不熬夜，尤其是通宵打牌、看电视等，不仅会消耗精力，令人极度疲倦，而且极容易导致人体的脂代谢混乱，出现血脂升高的情况。高脂血症是一种隐性慢性疾病，会引起冠心病、高血压、高血糖等疾病，危害很大。一旦发现患有高脂血症，就要及早治疗，若有其他方面的综合征，要合并治疗。

（2）调整饮食结构，合理膳食，均衡营养：这是最基本的保健方法，也是最应该采用的方法。在饮食方面，可以参照中国营养学会颁布的最新版《中国居民膳食指南》，平时少吃高盐、高脂、高糖类食物，每天喝 1 瓶牛奶，尽量多吃些鱼肉、蔬菜及水果，全方位补充营养。

（3）适当运动：体育锻炼不仅能强身健体，而且能起到辅助治疗疾病的作用，高脂血症自然也离不开运动保健。运动要达到好的效果，贵在坚持，重在适度。有的人没有严格的锻炼计划，有时间就多锻炼，弄得自己满头大汗，没有时间就不锻炼，这样不仅对身体没有好处，反而容易伤害身体。同时，在运动过程中，一定要根据自己的身体情况来开展运动。

（4）保持良好的卫生习惯：每天最少要刷牙2次，按时吃一日三餐，不吸烟，少饮酒。若要饮酒，可以饮用适量的开胃酒如葡萄酒或黄酒。养成午休的习惯，保持适度的性生活。

（5）时刻保持心理健康，培养乐观的情绪：由于精神刺激会让人体发生诸多生理变化，如心跳加速、血压上升等。对于中老年朋友，更是会出现不可预知的危险事件。

3. 排毒能养颜并延缓衰老：很多人都知道，当人体内积聚毒素就会引起疾病，加速人体衰老，可是"毒"到底是什么？它们又藏在人体的什么部位？事实上，每个人每天都难免受毒素侵入，身体五脏六腑和血液中或多或少会储存一些毒素，若身体功能正常、新陈代谢旺盛，这些毒素会很快排出体外。若人体中积聚的毒素超过人体的排毒能力，身体健康就会受到影响。

衰老的根源在于内部代谢失调，饮食、运动等可以改变人体内部循环。人体中的毒素来自内部和外部环境：

（1）身体内部的新陈代谢废物：人进食后食物在人体中经过消化酶分解，有用的营养物质被人体吸收，没用的残渣排出体外，若不能及时排除，就会被肠道重新吸收，危害人体健康。对于内部产生的毒素，需要尽量多地排便以尽快排出废物。平时可以多吃一些富含膳食纤维的食物，如芹菜、胡萝卜、燕麦、小麦、苹果、大麦、米糠、韭菜等都是理想的选择。肠道内不容易消化、分解的膳食纤维增多，有助于增强肠道运动能力，废物就能快速排出。根据调查发现，每天排便2次的人寿命，要比排便次数少的人寿命更长，这也是因为体内废物及时排出，减少了血液中的有害物质。

（2）来自水、空气等生活环境中侵害人体健康的病菌、毒素等：我们平时吃的蔬菜和水果中可能会有农药残留，若清洗不干净，毒素就会对人体产生影响。空气污染也会损害人体健康。专家指出，给身体排毒最好的方式并不是吃药，而是要养成良好的生活习惯，多进食富含膳食纤维的食物。每个人每天应该进食富含膳食纤维的食物不少于 200 克，并保证每天排一次大便。

若肠道功能不好，可以服用一些温和的药物，或利用中医倡导的特定穴位按摩（如按压足三里、内关和合谷等穴位），提升消化能力，但是不主张使用大黄、番泻叶类的苦寒泻药。

4. 锻炼盆底肌可以消除内脏下坠的衰老症状：盆底肌指封闭骨盆底的肌肉群。这个部位的肌肉群就像一张"吊网"，人体的尿道、膀胱、阴道、子宫、直肠等脏器都被紧紧地兜住，不容易下垂，进而固定在正常的位置，以便各个器官正常地行使自身的功能。

若盆底肌出现萎缩、伸缩力不足，其"吊力"就会下降，那么受其依托的器官就无法相对固定，也就难以维持正常的功能，甚至出现小便失禁、盆底脏器脱垂等严重的障碍。

当盆底肌萎缩、咳嗽、打喷嚏时使腹压增大，尿液会情不自禁地流出，这就是平时所见的压力性尿失禁。若尿失禁后不勤洗内裤，会发出难闻的气味，给生活造成极大的不便。

压力性尿失禁与子宫脱垂，是盆底肌功能下降的远期影响，性生活质量下降则是近期的主要危害。这种现象在产后妇女中特别多见。有相当多女性产后出现阴道前后壁松弛、脱垂及兴奋度降低的现象，再加上生产后激素水平发生变化，阴道黏膜变得干涩和菲薄，会阴伤口不容易短时间完全康复，会直接影响性生活。

现实生活中，很多人认为盆底肌松弛主要是年龄增大的原因。实际上，年龄只是原因之一，感染、炎症或外伤是盆底肌肉组织松弛的主因。女性生育后不及时进行锻炼，男性在接受前列腺手术后康复不理想，均会导致盆底肌肉松弛。还有，肥胖者、提重物或站姿不当的人，盆底肌肉受到过度牵扯，会让肌肉不再有密度和张力。

盆底肌的保健与恢复可以通过做提肛运动完成，提肛运动可以改善男性性功能，提高女性性感知力，以及治疗便秘、尿失禁和延迟性欲衰退。

患有严重便秘脱肛症状的人，感觉下体疼痛、晚上频繁起夜的人，要在医生的指导下开展放松性训练，在不适症状消失后才能提肛运动。

盆底肌松弛在中老年女性中常见，松弛之后会引起阴道松弛、阴道痉挛、性生活质量下降；出现轻中度的子宫脱垂，阴道膨出；出现尿失禁及乳房下垂现象。因此，产后的女性要在医生指导之下及时进行康复。

5. 高抬腿运动好处多："人老了，腿脚也开始不灵便"，这句话相当多的老年人经常挂在嘴边。对于行动稍许不便的老年人来说，很多剧烈的运动不适宜做，难以通过锻炼的方式养生保健。其实，在日常生活中多"高抬腿"，就能起到养生保健、延年益寿的作用。

高抬腿运动的好处很多：

（1）当人的脚跷起高于心脏时，腿部的血液就会回流，这就能使长时间绷紧的大腿、小腿放松，让腿部得以充分的休息。与此同时，当腿部的血液回流到肺部、心脏时，更多的新鲜血液就会输送到腿部。这样的动作可以促使末梢血管中的血流更充盈，让血液回流的压力增强、运行速度加快，从而降低心脏输出压力，有助于对大脑供氧。

（2）老年人做高抬腿、大步伐的散步等锻炼，能增强腰部、腿部、腹部的肌肉力量，增加韧带的柔初度。

（3）放松身心。据报道，英国女王伊丽莎白二世给人的感觉还很年轻，其奥秘便是她常用高抬腿健身。据说她平时每天都会抽出几分钟，愉快地将自己的双腿交替高高地抬起来，在休闲过程中让身心得以放松。

（4）做高抬腿时，有助于体内酸性毒素排出，血脂自然燃烧。中医学认为，脾主四肢，因此这项运动还能改善脾的功能，人会变得温顺和蔼可亲。

（5）做高抬腿时，大小肠会随肢体的运动而蠕动，膀胱更加有力，有助于增强生殖系统、内分泌系统功能。

（6）做高抬腿时，由于内脏在全身运作，促进全身气血循环，这就使得人头脑清醒、记忆力增强。

（7）对于意志薄弱的中老年人来说，坚持锻炼可以激发意志力，增强吃苦耐劳的能力。

高抬腿的方式很多，随时可以开展，这里将方法集中如下，以供大家选择：

1) 坚持大步伐散步：每天步行 1000 米，走动时尽量增大步伐，尽量抬高腿部，幅度根据自身的身体状况来决定。对于脚不是很好的人，锻炼过程中感觉疲倦，就应该及时休息，保证自己不疲倦。

2) 原地高抬腿：保持站立姿态，每天做 2～3 次，每次持续 5～10 分钟。这样的方法可以促进腿部、心脏、头部的血液循环。

3) 床上抬腿：自然平躺在床上，双腿自然伸直，双踝部背伸（即勾脚）达到 90°。一侧下肢维持膝关节伸直位和踝关节背伸位缓慢抬起，抬高 30°左右，保持 5～10 秒后放下。以同样的方法，抬起另一条腿。这样交替锻炼，每天做 2 次，每次做 30 分钟。

总之，高抬腿这项便捷、实用的运动，坚持得越久，锻炼效果会越好。

老年人在进行高抬腿运动时，关节的运动量比较大，因此锻炼方法要得当，锻炼的量要有度，锻炼时间要适中，不能超过自己的能力范畴。天气较凉时要注意防寒保温。动作要慢，绝对要站稳、立好或躺稳后再运动，为防止跌倒，身旁最好有人保护。

6. 多晒太阳有利延缓骨骼衰老：随着年龄不断增长，人体骨骼的骨密度就会降低，骨的微结构受到破坏，出现骨质疏松、加速衰老进程。对于骨质疏松症，单纯补钙并不可以解决问题。人体对钙的吸收主要依靠维生素 D，最好的办法就是多晒太阳。有的老年人身体比较弱，不敢到外面吹一点风、晒一点太阳。"拒绝"阳光在某种程度上就是放弃了健壮骨骼的机会。

阳光中的紫外线不但有很好的杀菌作用、对骨骼的生长发育也有益。不管是食物中含有的维生素 D、还是人体皮肤组织中的维生素 D，只有经过紫外线照射后，才能有效地转化为维生素 D_3，然后才会被人体吸收，在肝肾中转化成具有生物学活性的羟化维生素 D，促进胃肠对钙和磷的吸收，减少这些对骨骼有益的物质通过肾小管排出，而是让它们停留在体内，为骨骼的生长发育提供保障。

近年来人们对维生素 D 的研究发现，这种营养元素除了会影响钙和磷的代谢之外，还会影响人体的免疫、神经、生殖、内分泌等系统功能。维生素 D 还和高血压、动脉粥样硬化、结肠癌、前列腺癌、乳腺癌等方面的疾病有密切联系，当人体中缺乏维生素 D 时，罹患上述病症的概率就会大大增加。

为了骨骼健康，一定要多晒太阳。在夏季晒太阳的时间不要太长，否则紫外线太强又可能会引起皮肤疾病，甚至会增加患皮肤癌的风险。哈佛大学医学和营养学教授爱德华·万鲁斯的结论是"晒比不晒好"。英国癌症研究慈善机构的高级卫生信息官员萨拉·威廉姆斯说："晒太阳时一定要放松身心，并注意安全地享受阳光的沐浴。"

若想通过晒太阳的方式增强骨质，应该穿红色的衣服，因为辐射长波可以很快地去除阳光中杀伤力较强的短波紫外线。这样能让身体一边制造维生素，一边减轻紫外线的侵害。

7. 皮肤保养有利于延缓皮肤衰老：衰老是生命的自然过程，每个人都无法阻止衰老的进程。我们掌握科学的方法，一定可以延缓皮肤衰老。怎样保养皮肤，才能让自己看起来更年轻呢？

（1）补充胶原蛋白：胶原蛋白是组成皮肤的重要元素，当胶原蛋白不足肌肤就会布满干裂的细纹。因此要注意及时补充胶原蛋白，让肌肤变得更紧致有弹性。

（2）保护眼部肌肤：在护理皮肤的过程中眼部的皮肤护理容易被忽视，其实眼部皮肤护理相当重要。

（3）做好全面防晒工作：紫外线会损伤皮肤，即便是在寒冷的冬季，也要注意防晒。除了涂抹防晒霜外，戴太阳镜也能避免脸部皮肤免受紫外线伤害。

（4）对抗自由基：如今很多护肤品中含有抗氧化剂，这是减少皮肤被氧化的物质。皮肤中的自由基具有氧化作用，会打破皮肤中的胶原蛋白和弹性蛋白平衡。借助抗氧化剂来对抗自由基，能够让肌肤免受自由基的伤害。

（5）淡化色斑：很多人为自己的肌肤不光滑而烦恼，实际上肌肤产生的色斑也是让人看起来苍老原因。对抗色斑最有效的办法是选择专门祛除色斑的护肤品。

（6）保证充足的睡眠："睡眠是最好的养生药"，对皮肤的保养至关重要。长期失眠常常会导致皮肤干燥、灰暗无光。人体处于睡眠状态时，正是皮肤细胞的休整和营养时间，对皮肤有用的激素量增加，这种激素会刺激胶原蛋白的合成。

（7）保持良好的心情：中老年人一般心事较重需要提醒自己保持良好的心情。平时参加适度、规律的运动，在增强体质的同时，也能愉悦心理。娱乐活动也能缓解压力。保持良好的一心情，有助于机体内分泌系统发挥功能，更有效地调节皮肤的新陈代谢。

皮肤是一个人外在形象的表现，拥有紧密、有弹性的皮肤，会让人看起来更精神。因此，老年朋友不要有"自己已经老了，就没必要护肤"的想法，平时注意做好皮肤的保养工作。

8. 多吃紫色食物有利延缓衰老：人体中的自由基是代谢过程中身体内外因素所产生的"副产品"，人体中的自由基过多，就会对人体细胞造成伤害，导致人体器官过度氧化，加速人的衰老和死亡，这就是医学的衰老自由基理论。研究表明，人的呼吸系统、消化系统、心血管系统、内分泌系统等，都会因系统自身出现老化现象而慢慢地丧失应有的功能。心血管疾病、糖尿病、风湿病等疾病越来越年轻化，也正是人加速老化的表现。所以老年朋友都要对衰老给予足够重视。

延缓衰老最好的方法之一是采取食疗。合理选择食材，让我们既能享受美食带来的满足感，又能强身健体、延缓衰老。

在紫色的食物中含有花青素，这种物质具备很强的抗氧化能力，同时还能预防高血压和减缓肝功能障碍。常见的紫色食物有紫菜、紫色茄子、紫葡萄、紫甘薯等，这些食物富含芦丁和维生素C，有助于增强毛细血管的弹性，改善血管性能。其中茄子还富含烟酰胺（维生素PP），紫色茄子含量更高，有助于降低血压和胆固醇。需要注意的是茄子性寒，体质衰弱的人要少吃。

推荐几种抗氧化能力极强的常见紫色食物：

（1）蓝莓：被称为"超级水果"，因为它的花青素含量最多，不仅能抗衰老，还能预防结肠癌、改善视力和消除眼部疲劳。

（2）紫色葡萄：紫色葡萄中的花青素含量仅次于蓝莓与紫色胡萝

卜，含有的类黄酮也是强力抗氧化剂，算是抗衰老的绝佳食物。

（3）紫薯：又称黑薯，它不仅具有普通红薯所具有的营养成分，而且富含硒元素和花青素。紫薯中的花青素是天然强效的自由基清除剂，可以抗氧化、防止皮肤老化。

（4）茄子：茄子中都含有花青素，其中紫色茄子含量更多。茄子中除富含花青素以外，还含有维生素 E，可以延缓细胞因氧化而老化。茄子的表皮含有大量多酚，这种物质也是一种抗氧化剂，能有效消除有害自由基、增强机体的免疫能力。

（5）桑葚：在医学领域桑葚被誉为"21 世纪的最佳保健果品"。它不仅可以延缓衰老，还能改善皮肤的血液供应，起到营养、美白肌肤的作用，是极佳的女性美容食品。

（6）紫洋葱：紫皮洋葱富含蛋白质、膳食纤维，还含有钙、钾、钠等，这些是对人体有益的矿物质。此外，紫皮洋葱富含花青素，具有抗氧化、抑制炎症和过敏等作用。

（7）大蒜：现实生活中很多人不喜欢大蒜这种食物，因为吃完大蒜会口臭，担心影响自身形象。然而大蒜具有抗氧化的功效，还能起到减肥作用，可以适当吃一些，吃完以后及时漱口。

9. 眼睛自我保护能改善视力衰老：老年人的老花眼很常见，这是随着人体衰老自然出现的一种视力下降的症状。绝大部分人在 40～45 岁时，眼睛就会悄悄出现"老花"，首先会发现看细小的字迹模糊不清，必须把书本、报纸等放远一点才能看清楚。老花眼是由于眼睛的晶状体弹性逐渐降低及调节功能逐渐减退而造成的。

中医学理论认为，眼部的器官组织会随着机体的衰老而逐渐老化，这主要和肝肾有关，如肝肾阴虚、火盛炎上，就自然而然地出现目视昏花现象。

为了预防眼睛过早衰老，可以采取下列方法进行日常保健，可以有效地保健眼部、延缓视力衰老：

（1）用冷水洗眼：每天早晨起床后和晚上睡觉前，坚持用冷水洗眼和洗脸。把眼睛浸泡在洁净的冷水中 1～2 分钟，或者将洁净的水泼至眼中，然后用毛巾擦干眼部，并用手指轻轻搓揉眼部周围 30 次左右。

（2）定时远眺：每天早上、中午和黄昏时，站在高处远眺，应该选择最远的目标，目不转睛地看远方物体10分钟左右。

（3）经常眨眼：经常性眨眼睛，能振奋和增强眼肌的伸缩功能，有助于延缓衰老。可持续眨眼15次左右，再用双手轻揉双眼，滋润眼球，可起到保健眼部的作用。

（4）旋转眼球：顺时针和逆时针循环旋转，能有效地改善眼肌血液循环，起到提神醒目的作用。

（5）热敷护眼：用热毛巾敷于眼部，交换几次，增强眼部血管的血液循环，供给眼肌氧分与营养。

（6）防眼疲劳：阅读书报和看电视时，保持适当的距离，不要贴得太近，持续时间不宜过长，以防眼肌和视力过度疲劳。

（7）早上起床后，喝一杯添加有菊花的绿茶。不但清香润口提神醒脑，而且绿茶和菊花均有清肝明目的作用，有助于治疗目赤和目昏症状。

患有老花眼的人，可以通过佩戴眼镜来纠正视力。但是，眼镜不能随便佩戴。有人贪图便宜，到市场上随便购买一副老花镜，这种不验光的行为并不正确，会加剧视力的下降。因此，若想通过佩戴眼镜来纠正视力，必须到医院验光。

10."笑口常开"有利延年益寿：对于老年人自身而言，保持年轻态的最好方式是"笑"。笑是人们内心感情的表露，也是延年益寿的良方。俗话说得好"笑一笑，十年少"。笑能让人神清气爽，让人青春常驻。

事实上，笑也是一种运动方式。当一个人纵情欢笑时，肺活量会增大，全身气血充盈，大脑皮质会进入兴奋状态。同时，连续张口呼吸，有助于排出体内的二氧化碳，同时吸入更多氧气。这系列微妙的变化，无形中增强了人体各个器官的功能。它可以促进体腺的分泌；让胃幽门部的黏膜细胞释放更多的促胃液素（胃泌素），从而提升消化能力、增进食欲；能增强肝脏的代偿功能，加强胆汁收缩、促进胆汁排泄。如今，很多医生将笑作为心理疗法的灵丹妙药，世界卫生组织也公认"笑"是一种很好的精神疗法，是一种延年益寿的微妙运动。

美国密歇根州韦恩州立大学的研究发现，爱笑的人更加长寿。美国对一些棒球队员进行跟踪调查，结果显示，参试棒球队员中爱笑的球员平均年龄为 79.9 岁，不爱笑的球员平均年龄为 72.9 岁，年龄差距多达 7 岁。可见，笑有助于延年益寿。

除此之外，人们发现笑有以下诸多好处：

（1）爱笑的人婚姻更幸福：美国的《人格与社会心理学》曾经刊登心理学家李安妮·哈克尔和达切克特纳博士对某所大学 32～34 年前毕业照的研究，结果显示照片中笑容灿烂的人，步入社会后离婚率更低，生活的满意度会更高。

（2）爱笑能减肥：德国研究员发现、大笑 10～16 分钟能够消耗不少热量，这有助于减肥，保持苗条的身材。

（3）爱笑可增强免疫力：笑可以增加体内的白细胞数量，增进体内的抗体循环，以此增强人体免疫力，人就很少受病菌侵袭。同时，有助于增强血液循环，加速新陈代谢，让人更有活力。

（4）笑能增强心脏的功能：谈吐风趣幽默的人，患心血管疾病的概率往往比较低。因为笑可以增强人体血液循环，避免有害物质在体内积聚，继而降低心脏病的发病概率。

笑对人体健康有益，具有延缓衰老的功能。因此，平时要让自己的身体得到放松，确保心理与生理健康，多一些笑容，多一些长寿。

老年人身体脆弱，笑也要保持适度。若开怀大笑，有可能造成习惯性下颌关节脱位，并且难以恢复。

11. 保持心理年轻态可延缓衰老：岁月是一把杀猪刀，带走人的青春，也带走人的活力。有些老年人每天心事重重，年龄并不很大，却对生活不抱希望；还有些老年人虽然上了年纪，却依然活力四射，满面春风，精神奕奕，身体也很少患病。因此，心理健康对人体健康的影响很大，要保持身体年轻，必须拥有一颗永远年轻的心。耶鲁大学公共卫生学院和加州大学伯克利分校的研究人员经过调查发现，积极、年轻的心态要比运动更能提升人的健康水平。可见，心理健康不容忽视。

在老年人的生活中，心理容易受自身和环境影响，归结起来有3点：

（1）面临衰老和疾病：人到60岁后生理和心理都会发生变化，体力与记忆力均逐步衰退。这是一种正常的衰老变化，却会令老年人感觉力不从心，并且感受到身体的不适与痛苦。对于八九十岁的老年人，难免担心死亡会不期而至，每天平添不少恐惧和烦恼。

（2）受精神创伤：老年人工作一辈子后退休，虽然没有了工作任务，但是要面临各种无法回避的变故，如老伴或老友去世、自身身体衰老、健康每况愈下等。这些都会给人带来精神负担，会导致生活质量下降，影响整体幸福感。

（3）面对环境的变化：人老后社会圈子变小，平时能联系的朋友越来越少，这环境的变化往往令人不适应，于是就加速衰老的进程。

为此，我们可以从以下5个方面做起：

（1）增进友情："有朋自远方来，不亦乐乎"，这对老年人来说，体会更加深刻。老年人更害怕孤独，那就要多结交朋友，到户外走走，多呼吸新鲜空气，多锻炼身体。

（2）珍惜亲情：人到老年，要更加珍惜和配偶、子孙相处的时光，尊重儿女们的选择，别做太多的干预，这时应该乐享"天年"，不要被世事困扰。

（3）巩固爱情：对于老年人来说，不仅自己老了，老伴也变老了，应当相互包容和谅解，珍惜余下的人生时光，巩固好陪伴了自己一辈子的爱情。

（4）注意世情：迈入老年，虽然交际没有年轻时那么多，但是同样应该注意自己的穿着打扮。因为穿着得体能让人看起来更有活力，显得更加年轻。

（5）愉悦心情：保持良好的心情，豁达大度，淡然处世，不和别人争高低。同时，培养一些养花、养鸟、钓鱼等业余爱好，并从中寻找生活的乐趣。

人迈入老年之后，应该更加重视"以和为贵"的原则，凡事少计较，不要因为生活中的琐事而困扰，更多的事情让子女们解决。淡然处世，学会享受生活，在和睦的家庭氛围中颐养天年。

12. 勤用脑可以延缓衰老：俗话说"镜子越擦越亮，脑子越用越灵"。世界上万事万物都在运动，每个人的生命也是如此。人的头脑思维是否敏捷，关键在于是否经常运用，这往往被老年人所忽视。勤于用脑，尽可能多地开展思维活动，不仅有助于延缓脑细胞衰老，而且能让人维持良好的思考能力，这是开发智力的有效方法，也是延年益寿的养生保健之道。相反，若平时生活中不勤于用脑，脑部就会加速迟钝，甚至患上老年痴呆。

专家研究发现，人对外界事物的反应速度，直接或间接地影响人的寿命长短。对于过早死亡的可能性而言，反应迟钝的人群是反应快速的人群的 2 倍之多。而对外界事物反应速度的快慢，又依赖于脑的灵敏度，这和平时是否勤于用脑密切相关。平时生活中勤于用脑，那么人对外界事物的反应速度会更快。当然，要想拥有灵活的大脑，并不是一天、两天就可以实现，而是需要长年累月地勤于用脑。因此，平时我们要乐于思考，让脑部各器官组织运动起来。

对于每天生活比较悠闲的老年人而言，平时多阅读，不仅能锻炼脑部，还能愉悦心情。宋代著名诗人陆游就说过"读书有味身忘老"。一生钟爱阅读是他高寿到 85 岁的原因之一。其实，很多喜欢阅读的人都很长寿，如叶圣陶活了 94 岁、巴金活到 101 岁、冰心活到 99 岁。研究还发现，平时不喜欢读书、不经常动脑的老年人，更容易患上老年痴呆。

其实，阅读、绘画、练习书法等都是怡情养性的好方法，它们都能促进大脑的思维活动，增强人的记忆能力，对保持头脑灵活度有百利而无一害。同时，还需要做到以下两点：

（1）拥有足够的睡眠：人活动的时候，脑神经细胞处于兴奋状态，脑部对人体热量的消耗很大，久而久之就会疲劳。而当入睡眠时，脑细胞处于抑制状态，消耗的热量较少，疲劳状态就能得以改善。这样，脑部就能随时保持在良好的状态，不致大脑早衰。

（2）多吃健脑食物：蛋白质中的谷甘肽有助于增强脑细胞的活力，可有效抑制脑部神经细胞老化的进程。因此，平时可以多吃些鸡蛋、豆类、动物肝脏、鱼类等食物。另外，大脑"偏爱"卵磷脂，胆碱是卵磷脂的基本成分，卵磷脂的充分供应将保证机体内有足够的胆碱与人体内的乙酰合成乙酰胆碱，从而为大脑提供充分的信息传导物质，这对于增强记忆力至关重要，可有效防止阿尔茨海默病的发生。在众多食物中，蛋黄、大豆的卵磷脂含量最高。此外，大脑对上述营养物的有效吸收，还需要B族维生素和铁、锌、硒等微量元素，这些都是大脑营养物质分解酶的重要构成成分，可以多吃些蔬菜、豆类食物、动物内脏、胡萝卜等。

自然状态下脑功能会随着年龄的增长而衰老。除此以外，脑功能还受其他因素影响，如高血压、动脉粥样硬化、肺源性心脏病、肾病等，就是加速脑部衰老的重要疾病因素。因此，平时除了专门保健脑部之外，还要注意预防其他疾病。

13. 交替运动有利延缓大脑衰老：运动锻炼历来是人们所提倡的养生保健、延缓衰老方法，近年来人们又总结出一种新的锻炼方法——交替锻炼法。这种锻炼方法简便易行，可以随时随地开展，能让人体各个系统的生理功能得以交替锻炼。这种锻炼方式幅度不大，特别适宜行动不是很灵便的老年人。

交替运动的方法有以下5个方面。

（1）体脑交替结合：可以起到身体锻炼的运动有慢跑步、游泳、爬坡、适当劳作等，可以起到脑力锻炼的项目有棋类活动、智力游戏、朗诵诗词、唱歌等。交替进行脑力和体力锻炼，不但可以增强体力，还能使脑力经久不衰。这样，就能做到身体健壮、思维敏捷。

（2）动静交替结合：就是一方面要求人们进行各式各样的锻炼，同时又抽出一定时间休息，让肌肉和大脑都静下来。一般可以睡觉静养，也可以坐着闭目养神，去掉头脑中一切私心杂念，将意念集中在肚脐部位。这样，就能让全身脏器得以休息，以便更好地运转。

（3）左右交替结合：所谓左右交替，就是左肢和右肢交替锻炼。例如，平时经常用右手干活，那么可以尝试用左手练习健身球，多动动左手，实现平衡锻炼。手是外部的脑，不要看手小，一个大拇指支配大脑皮质所占的区域，差不多达到整个大腿所占区域的10倍。常用右手的人，若平时很少用左手，那么右侧的大脑皮质活动减少，慢慢会变得迟钝。

（4）上下交替结合：因为人是直立活动，手足分工明显，双手越灵活，而双足的灵敏度下降，这样支配双足的大脑皮质功能逐渐衰退。做上下交替运动不仅锻炼上肢的灵活度，还要注意锻炼足部，如用脚趾做些精巧的动作，有条件的人还可以尝试倒立，这就能增强人的机敏性。

（5）前后交替结合：日常生活中人总是习惯向前行走，这在大脑皮质运动区形成一种定势。为了充分锻炼大脑，每天可以试着向后退着走健身。这样，不但能让人下肢关节变得灵活，还能防治一些腰腿疼痛的症状，避免人迈进老年之后下肢行动不便的状况。

要辩证地看待运动养生。运动锻炼虽有好处，不过一定不能盲目。例如有些运动员长期从事一项运动项目，反而会使身体过度磨损，加速大脑衰老。因此，运动量、幅度、时间都要因人而宜，真正让运动起到健身的作用。

14. 多做"金鸡独立"有利延缓小脑衰老："金鸡独立"是中国传统武术招式，也是养生保健的妙招，简单的一招一式就能起到不错的锻炼效果。从中医学角度来说，"金鸡独立"可以引气归元。心脏的主要功能是供气血到全身，当一个环节的供血出现问题，全身气血运行就会出现障碍。例如，若腿部经络不通，气血自然不能被输送到脚底，而脚部缺乏气血，便会引起人老脚先衰的现象；当头部的气血无法向下输送到脚部，只能往头顶走，头部气血过于充盈，就会出现头晕、头痛症；当腿部的肝胆经络不通，肝风便会上扬，高血压症状就会显现。为此，单腿站立能够很好地引血下行、引气归元，继而调节身体气血的平衡。

说到"金鸡独立"，也许有人会觉得很简单，虽然每个人都能做，但是要做好却不那么容易。如何正确地做"金鸡独立"这种运动呢？

两眼微闭，同时保持身体平衡，心意专注于脚底，摒弃杂念。双手自然下垂，放于身体两侧，任意抬起一只脚，保持单腿站立姿势站立数分钟。这样相互交替，以交换完左右腿为一组，每天锻炼 10 组，每组持续 6 分钟。需要注意的是，当单腿站立时，眼睛始终要闭着。由于人的脚部有 6 条经络，通过"金鸡独立"的方式养生保健，虚弱的经络会出现酸痛感，得到锻炼，继而对应这些经络的气脏也能得到调节。

除了"金鸡独立"，还可以做一项升级的"负重踢腿"。具体方法如下：身体直立，一条腿支撑（身体弱的人可以扶着支撑物），另一条小腿绑上沙袋，做向前踢腿的动作，踢的高度尽量与上体保持垂直，循环踢 5～10 次后，交替另一条腿继续进行，各交换 3 次；做完一组向前踢腿的动作，然后以相同的准备动作，向身体侧方踢腿，向侧方踢的幅度越大，锻炼效果越好，踢 5～10 次之后，换另一侧腿踢，各交换 3 次。

从"金鸡独立"这种简单的运动做起，并坚持下去，可以收到良好的锻炼效果。"金鸡独立"的锻炼方法可以锻炼腿部力量，改善血液循环。不过，踢腿动作需要肌肉、韧带、关节等发力。因此，骨质比较差的老年人，要尽量降低踢腿幅度，不要因此而损伤腿脚。

二 有延缓衰老作用的药物和保健品

1. 抗氧化的药物或保健品：随着生活水平的逐渐提高，人们越来越重视健康，有些抗氧化药物或保健品有助于抑制人体氧化进程，能够延缓衰老。

自由基是人体进行新陈代谢的产物。当人体中过多的自由基得不到清除，就会导致人体逐渐衰老。人体衰老的过程，其实就是人体"氧化"的过程。氧化反应破坏了物体原本的结构，从而发生质变，造成氧化反应速度加快。人类老化进程就是氧化进程的外在表现。要延缓衰老，我们需要对抗自由基，对抗自由基的本质就是抗氧化。

我们平时除了通过饮食补充抗氧化营养元素之外，还可以直接服用有抗氧化功效的药物或保健品。目前，市面上的抗氧化剂种类繁多，主要有酶类抗氧化剂和非酶类抗氧化剂。酶类抗氧化剂通常是抗氧化酶，主要包括超氧化物歧化酶、过氧化氢酶、谷胱甘肽过氧化物酶等；

非酶类抗氧化剂包括黄酮类、多糖类、维生素 C、维生素 E 及 β 胡萝卜素等。上述这些物质可以帮助捕获并中和自由基，让人体中的自由基数量减少。

经国家食品药品监督管理总局（CFDA）审核认定，具备抗氧化作用的常用原料包括维生素 A、维生素 C、维生素 E、硒、低聚原花青素、超氧化物歧化酶、泛癸利酮（辅酶 Q10）、茶多酚、胡萝卜素、牛磺酸、螺旋藻等。对于人体清除自由基能力逐下降的老年人，为了避免体内自由基过多，机体组织器官遭受损害进而加速机体的衰老所引发的各类疾病，平时要注意适当补充抗氧化剂，实现预防疾病、延缓衰老。

抗氧化的保健品不是医用药物，虽然没有不良反应或不良反应不是很强，但不能乱用和滥用。平时使用的剂量要严格按照保健品说明书进行操作。同时，还要注意抗氧化保健品与其他食品搭配时可能会产生不良反应的问题。

2. 胶原蛋白可以延缓皮肤衰老：爱美之心人皆有之，无论男性还是女性，都想让自己活得年轻一点，于是人们通常会补充胶原蛋白来让自己的肌肤紧致、嫩滑。胶原蛋白到底是什么？它们为什么可以让一个人的皮肤变好，让人看起来更年轻呢？

胶原蛋白是一种高分子生物物质，能够补充皮肤各层所需的营养，增强皮肤的胶原活性，有滋润皮肤、延缓衰老、美容、祛皱纹、养发等作用。胶原蛋白如一张细密的弹力网，紧紧地锁住皮肤中的水分并支撑着皮肤，让皮肤具有弹性和张力。当胶原蛋白流失时，相当于这张弹力网断裂，皮肤组织开始萎缩，以致出现肌肤干燥、起皱纹、长色斑等现象。在现实生活中，我们会发现，人年老后出现的皱纹，就是由于胶原蛋白和水分流失，使得肌肤内部失去支撑力、皮肤萎缩和塌陷。

如今，胶原蛋白被广泛应用于化妆品中，其功效主要有以下几个方面：

（1）营养作用：胶原蛋白本质上是一种蛋白质，而这种物质是皮肤层所必需的养分。当深层皮肤中的胶原蛋白保持强有力的活性，皮肤就能保持活力和弹性。拥有紧密嫩滑的肌肤，人看起来就会更年轻。

（2）修复作用：胶原蛋白和周围组织有不错的亲和性。因此，它具备修复组织的作用。

（3）保湿作用：胶原蛋白分子中含有大量亲水基团。因此，它有良好的保湿作用，让人的肌肤时刻保持在润泽状态。

（4）配伍作用：胶原蛋白能调节和稳定酸碱度、稳定泡沫和乳化胶体。它作为一种功能性成分应用到化妆品中，能减轻表面活性剂、酸、碱等刺激性物质对皮肤和毛发的损害。

胶原蛋白的应用非常广泛，种类也很多，不同类型有各自的优缺点，需要在专家指导下选用类型。

3. 益生菌和膳食纤维可延缓肠道老化："欲得长生，肠中常清。"衰老和肠道功能关系密切。事实上，肠道也有年龄，它属于人体最繁忙的器官之一，每天不停地承担着吸收营养、排泄废物的任务。研究表明，人类所患90%的疾病与肠道不洁密切相关。因此，关注肠道健康，可以让我们少生病、更长寿。

人通常从55岁始，肠道当中的有益菌群数量就开始减少，肠道就开始老化，消化功能就开始下降。肠道功能衰退的显著症状之一是便秘，还会引起免疫力下降、消化不良、口臭、肤色变暗等多种不良影响，会引起一系列疾病。可是现实生活中我们往往不注意对自己的肠道进行保护，如平时偏食、暴饮暴食、睡眠障碍、过度劳累等，都会危及肠道健康，最严重的情况下会引起癌症。

保护肠道健康，势在必行。如何才能保护肠道健康，从而延缓肠道衰老呢？可从以下两个方面做起。

（1）补充益生菌：补充益生菌可选择一些富含益生菌的饮料、片剂。只有肠道内拥有强大的益生菌"队伍"，才能有效清除体内有害菌群，使毒性物质无法滋生，从而增强免疫力，让人远离疾病。

（2）补充膳食纤维：膳食纤维有助于防止肠道老化。随着年龄增加，肠道的蠕动能力下降，食物中的致癌物质和有毒物质就可能残留在体内，从而引起一系列病变。对50岁以上的老年朋友来说，男性每天应该至少摄入30克膳食纤维，女性每天应该至少摄入20克膳食纤维。日常饮食中，富含膳食纤维的食物包括全谷食物、水果蔬菜和豆类等，老年朋友可经常选用。

肠道保健无外乎是要做到"肠中常清，肠中无滓"。水能有效地清洗肠道，每天起床后喝一杯温开水，相当于给肠道洗个澡，起到润肠、排毒的作用。

4. 补充钙剂和维生素 D 有利延缓骨骼衰老：人到老年，全身骨骼就会变得脆弱，受伤之后难以恢复。为什么会出现这种状况？

医学专家指出，骨由有机质和矿物质组成，一般矿物质占骨重量的 2/3，确保骨的硬度；有机质占骨重量的 1/3，主要为胶原纤维，确保骨的弹性。老年人骨骼比较坚硬，但是缺乏一弹性，因此容易发生骨折。

在中老年人群中，最主要的骨骼问题是骨质疏松和骨软化：

（1）骨质疏松：在超过 60 岁的人群中，男性约有 10％出现骨质疏松症，女性约有 40％患有骨质疏松症。骨质疏松通常没有明显的症状，只有在平时体检时才会偶尔发现。

（2）骨软化症：主要是由于缺乏光照，体内缺乏维生素 D，骨骼内类骨沉积。相当一部分老年人缺乏维生素 D，是因为平时很少晒太阳，从食物中摄取的维生素 D 较少。

针对骨骼容易出现的两个问题，我们可以有针对性地进行保健。

（1）补钙：人们可以从食物中获取钙元素，也可以补充钙剂或钙片等。平时食物中注意补充牛奶、豆制品、海带、虾皮等，通常能满足人体需要的钙元素量。若无法从食物中获得足够的钙元素，就可以服用钙剂或钙片。

（2）补充维生素 D：维生素 D 有助于提高机体对钙、磷的吸收，是人体必需的元素。可是人们往往缺乏这种元素，使得机体对钙、磷的吸收不足，出现骨骼缺钙的现象。不过，维生素 D 的补充方式很简单，每天适当晒晒太阳，就可以实现补充维生素 D 的目的。

5. 补充氨基葡萄糖可改善骨关节衰老：骨关节退化是老年人群的常见病，如今呈现出年轻化态，很多人刚到中年就出现这种退行性疾病。在现实生活中，越来越多的人出现骨关节毛病，造成腿脚不利索的衰老现象。据临床医学统计，超过60岁的人中，约有40％的人患有膝关节退化症状；超过70岁的人中，有2/3左右的人患有膝关节软骨退化、关节疼痛及关节炎症。从这些数据可以看出，退行性骨关节炎是老年人群最普遍的症状。

骨骼关节过早退化，严重影响老年朋友的日常生活，那么，应该如何保护好人体骨关节呢？在这里要提到骨关节的"保护神"——氨基葡萄糖。氨基葡萄糖是葡萄糖的一个羟基被一个氨基取代的化合物，分子式为 $C_6H_{13}NO_5$，俗称氨基糖。它属于一种天然的氨基单糖，是从蟹类或其他带壳海洋生物中提取出来的，是糖胺聚糖和透明质酸的重要结构成分。它可以作为内源性关节软骨营养物质的替代品，保证骨关节的灵活性，起到抗衰老的作用。

氨基葡萄糖不但事关骨关节的健康，而且能控制关节软骨和滑膜等关节周围软组织的代谢平衡，让骨骼处于健康状态。氨基葡萄糖进入人体之后，能对人体产生3种作用：

（1）修补作用：修复遭受磨损或侵蚀的关节软骨及其周围软组织。氨基葡萄糖为骨骼补充营养，促进合成胶原纤维和蛋白多糖，继而修补受磨损的关节软骨，让关节软骨更快愈合。

（2）润滑作用：老年人的关节变得干涩，氨基葡萄糖能起到润滑作用。氨基葡萄糖进入人体之后，有助于人体生成一定量的关节滑液，润滑并修补关节软骨表面，减少关节之间的摩擦，使关节活动灵活自如。

（3）抑制炎症：葡萄糖能促进免疫物质的合成，提升关节和机体的免疫能力。具体来说，氨基能促进关节滑膜合成透明质酸祛除引起关节病变的因素，让关节软骨恢复正常。

由于氨基葡萄糖具备上述独特的修复功能，可在一定程度上解决骨关节疾病治标难治本的难题，对广大中老年朋友们来说是福音。

6. 补充植物雌激素有利延缓女性衰老：女性从青春期开始直到30岁左右，是一生中最美丽、最光彩的时期。这个时期身姿丰满、挺拔，皮肤明艳、润滑，声音温柔、甜美。原因在于这一时期雌激素的分泌量多。30岁以后各项生理功能开始衰退，尤其是35岁之后雌激素的分泌量明显下降，于是皱纹、色斑逐渐显现，体态变得臃肿，月经也开始出现异常，女性开始受各种问题困扰。

女性的雌激素分泌水平下降，可以通过科学饮食来补充植物雌激素以对抗机体衰老。从 35 岁起，女性就应该尽量多吃能够补充植物雌激素的食物，弥补流失的雌激素。植物雌激素主要包含异黄酮与木聚素，其化学结构与雌二醇类似。

在日常的食材中，含有植物雌激素的不在少数，水果、蔬菜谷物中广泛分布。如大米、燕麦、小麦、黑米、洋葱、大蒜、黄豆、扁豆、绿豆芽、西兰花、芹菜、芝麻、茴香、葵花子等。传统中医里很多美容养颜的中药材也是因为其中含有异黄酮，可以补充植物雌激素。如冬虫夏草、人参、木耳、银耳、燕窝、百合、莲子等。

豆类是植物雌激素含量最丰富的食物。大豆中的大豆异黄酮对女性体内雌激素水平有双向调节功能。若人体中的雌激素水平不足，大豆异黄酮能提升体内雌激素的水平；若体内的雌激素水平过高，大豆异黄酮又能降低雌激素水平。这种双向调节功能，有助于女性维持体内的雌激素水平稳定，持久维持女性靓丽的青春。所以，女性日常应该增加豆类的摄入量，可以多吃一些豆腐、豆花、豆浆、豆芽等。

当体内的激素失衡严重时，可以在医生指导下采取注射激素的方式平衡体内激素。合理地补充雌激素，有助于推迟骨质疏松，预防心血管疾病，降低老年痴呆的发病率，还能明显改善围绝经期女性的生活质量。

需要注意的是，激素下降只是激素失调的一个方面，激素水平过多及各类激素之间比例失调，也是激素失调的表现。若单纯地补充雌激素，有可能会引发乳腺癌、心血管疾病、血栓性疾病，子肌瘤与子宫内膜癌的发生率也可能增加。所以，激素是否失调、如何平衡补充各类激素，都应该在医生指导下进行。

随着年龄的增长，女性的激素水平会随生理变化而下降，中老年女性要坦然地面对这种状况，不要因此而担忧。需要到医院检查，遵照医嘱合理地进行激素补充。

7. 科学补充雄激素可延缓男性衰老：相当多男性人到中年后就会

出现大肚腩，感觉腰酸背痛、浑身无力，甚至没有了年轻时的"性"趣，很多男性为此而惑。医学研究表明，男性衰老的元凶是雄激素的分泌量逐渐变少，男性身体的活力、体质和性功能都受到雄激素分泌水平影响。

男性95％的雄激素分泌来自睾丸，当睾丸分泌雄激素的量减少，各个方面的体征都会下降。就拿中老年男性出现大肚腩的问题来说，那是因为男性步入中老年后，性腺功能逐渐减退，雄激素的分泌量不断减少；同时，生物学活性睾酮水平下降，但是血液和尿液中的雌激素水平升高。雌激素和雄激素形成此消彼长的状态，就导致男性身体肌肉减少，最终促使脂肪形成并不断蓄积，就出现腹型肥胖现象。

世界卫生组织调查发现，男性40岁后体内的雄激素水平会以每年1％～2％的速度持续递减，于是会出现焦虑、失眠、抑郁、记忆力下降等问题。男性出现这些症状时，通常又会将这些负面情绪隐藏起来，不能得到适时安慰；也不到医院检查，让自己在不知不觉中衰老。

对雄激素水平的检测十分简单，只要去医院的男科、泌尿外科或内分泌科安排抽血化验血清游离雄激素，一个工作日左右便能得到结果。若检查发现雄激素水平不足，就要及时补充雄激素，预防出现早衰现象。一般要多吃些动物鞭类食物（中医称为补阳、壮阳）和海产品（如深海鱼、鱿鱼、虾、蟹等）。每天最好进食几块鸡肉或成罐头的金枪鱼。

中老年男性普遍缺乏雄激素，其中国家干部、企业家、银行家、精英等是雄激素缺乏的重点人群。这些人要注意定期检查，及时纠正不良状况。

3 老爸老妈的健康标准

　　几乎人人都知道健康的涵义，"身体没病就是健康"，这种传统的看法已经历了几千年。随着现代社会经济和科技的发展，特别是医学的进步，人们对健康的观念不断更新，跳出了"没病就是健康"的旧框框。世界卫生组织对健康所下的定义为：健康不仅是没有疾病或虚弱，而且是身体上、精神上和社会适应上的完好状态。显而易见，健康不仅有其生物学的内容，也有社会学和心理学的内容，包含了生物、心理、行为、社会、环境等各方面与健康的关系。

一　健康老人的标准

　　如何衡量一个老人是否健康，其标准是什么？世界卫生组织对健康的定义"健康是身体上、精神上和社会适应上的完好状态"，那么老年人呢？过去，有人提出了以下几个健康老人的特征：

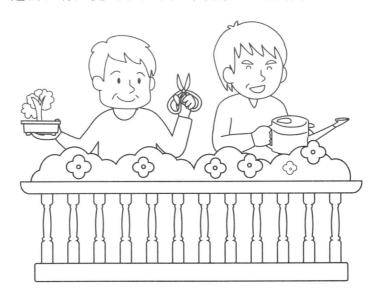

1. 眼有神：目光炯炯有神，无呆滞的感觉，说明精气旺盛，脏器功能良好，思想活跃情感丰富。

2. 声息和：声如洪钟，呼吸从容不迫，心平气和。每分钟呼吸16～18次，反映出肺脏功能良好，抵抗力强。

3. 前门松：指小便通畅，说明泌尿、生殖系统大体无恙。

4. 后门紧：大便每天一次有规律，无腹痛、腹泻之虑，说明消化功能健旺。

5. 形不平：保持体形匀称，不过胖。

6. 牙齿坚：注意口腔卫生，基本上没有龋齿，反映肾精充足。

7. 腿脚灵：表明肌肉、骨骼和四肢关节有力或灵活。

8. 脉形小：指每分钟心跳次数保持在60～80次，心律齐，说明心脏和循环功能良好。

9. 饮食稳：饮食坚持定时定量，不挑食和偏食，不饱食滥饮，无烟酒嗜好，注意饮食营养。

10. 起居准：能按时起床和入睡，睡眠质量好。

中华医学会老年医学学会曾在1982年提出了"健康老人的标准"，指出健康老人是指主要脏器没有器质性病变的老年人，具体提出五条：

1. 躯干无明显畸形、无明显驼背等不良体型。

2. 神经系统基本正常，无偏瘫、无老年性痴呆及其他神经系统疾病。

3. 心脏基本正常，无高血压、冠心病（心绞痛、冠状动脉供血不足、陈旧性心肌梗死）及其他器质性心脏病。

4. 肺脏无明显肺功能不全及慢性肺部疾病。

5. 无肝硬化、肾脏病及其恶性肿瘤等。

以上老年人健康标准有两个问题，一是这个标准并不全面，如老年糖尿病等内分泌疾病就没有提到，还有待不断完善；二是老年人都或多或少、或轻或重存在着衰老变化及慢性疾病。因此可以认为，健康老年人也是一个相对概念，很难绝对地讲，哪位老年人健康，哪位不健康。总的说来，健康老年人活到百岁的可能性较大。当然，老年性疾病病人通过积极的治疗逐步康复，积极预防复发，也能活到高寿。

针对上述老年人健康标准"并不全面"和"不断完善"的问题，中华医学会老年医学学会又于 1995 年对"健康老年人标准"提出了修订后新的建议，共有十条：

1. 躯干无明显畸形、无明显驼背等不良体型，骨关节活动基本正常。

2. 神经系统无偏瘫、老年性痴呆及其他神经系统疾病，神经系统检查基本正常。

3. 心脏基本正常，无高血压、冠心病（心绞痛、冠状动脉供血不足、陈旧性心肌梗死等）及其他器质性心脏病。

4. 无慢性肺部疾病，无明显肺功能不全。

5. 无肝肾疾病、内分泌代谢疾病、恶性肿瘤及影响生活功能的严重器质性疾病。

6. 有一定的视听功能。

7. 无精神障碍，性格健全，情绪稳定。

8. 能恰当地对待家庭和社会人际关系。

9. 能适应环境，具有一定的社会交往能力。

10. 具有一定的学习记忆能力。

这十条标准与 1982 年提出的五条标准比较，有了很大的进步，对一个健康老年人做了较为全面的概括。随着科学技术的发展，今后通过一段时期的实践，这个标准比将进一步完善。

二　人体第三状态——亚健康

人们过去认为，人体总是处于不是健康就是生病这两种状态之中。其实，人体还有一个处于健康与疾病之间的状态，这就是意大利医学家格林所称的"人体第三状态"——亚健康，并且大多数人都处于亚健康状态。

第三状态表现为时而近似健康，时而近似病态，时而趋向健康，时而趋向疾病，而并未形成明显的属性。处于第三状态的人，仍然可以从事正常的生活、工作和学习，只是自我感觉不适，工作能力下降，去找医生检查往往很难下诊断。不适症状常见的有头晕、头痛、食欲不振、兴奋、疲倦、失眠、皮肤干燥，还有一些人有神经衰弱的表现；有的人表现为低血压或者低血糖，感到头晕、抑郁、烦躁等。

什么样的人容易出现第三状态呢？老年人；经常饮酒、大量饮用浓咖啡和吸烟、有不合理的饮食习惯的人；体重过轻或肥胖的人；有不良生活方式的人；工作、生活压力过大的人；经常熬夜的人；脑力劳动者；妇女处于月经期等都容易出现第三状态的征象。研究表明，约有半数以上的人常处于第三状态，老年人虽然没有工作压力，但由于生理、心理衰老等原因，约有 80％以上的老人处于亚健康状态。但是，老年人往往忽略第三状态对身体的危害。须知人处于第三状态时，不仅不能利用天赋的全部精力和体力上的潜力，致使自己身体的适应力、抵抗力下降，如果不加以防范，处于第三状态的持续时间长久，就可能成为许多疾病的根源。亚健康既可以转变为疾病，也可因努力防范转化为健康。

防范第三状态的办法，首先要重视和认识第三状态，一旦出现上述症状，应及时到医院检查。如检查无异常发现，治疗效果不满意时，应着重加强自我保健，建立科学的生活方式，不嗜烟酒，注重保养，避免过度紧张，培养稳定而乐观的情绪，建立良好睡眠，坚持锻炼，保持心理健康。老年人经过努力，第三状态就会消失或减轻。

三　心理健康的标准

一个人的生理上出现毛病，会有明显的症状，但是一个人发生了心理上的毛病，却不是一下子就能看出来的。因此，人们往往不注重心理健康，认为心理健康不重要，少数老年人甚至在自己发生了明显的心理障碍时，还不予承认。其实，不健康的心理不仅可以引起心身疾病影响健康，还会影响到老年人的日常生活。例如，老年人在心境不佳时，即使吃山珍海味也会觉得味同嚼蜡。

应该承认，前面所述的世界卫生组织关于健康的定义，是几乎没有人能达到的完全心理健康，每个人或多或少都有缺点和短处。同样地，也没有不健康的心理是不可救药的。因此，我们最好把"心理健康"看成老年人可以朝它迈进的一个理想境界。

现代医学的发展，使我们判断一个人是否生理上健康已有比较多的客观标准。但是判断一个人的心理上是否健康的标准，却很难统一。因为人的心理健康是相对的，是同大多数人比较而言的，它不仅受时代、社会、生活等条件的制约，也受民族风俗习惯、个人具体生活环境的影响。

目前，大多数学者认为心理健康的标准是：

1. 能帮助他人。

2. 有抉择的自由。

3. 内心有高度的安全感，少有心理防备。

4. 能延缓需要的满足。

5. 具有评估情绪的能力。

6. 尊重他人抉择的自由。

7. 善于从经验中学习，及时修正自己的行为。

8. 生活态度积极，热爱生活。

9. 乐于分担别人的困扰。

10. 对生活充满希望和信心。

老爸老妈不仅生理上发生一系列衰退的变化，在心理上也同样发生老年期的特有变化。为此，老年心理学家认为，老年人判断自己心理是否健康，可以从以下 6 个方面进行衡量：

1. 心理健康的老年人，必须能进行正常的学习和生活。例如，有位老同志，退休后一直感到不适，整天在家里借烟酒消愁解闷，甚至连门也不出，对一切失去兴趣。六十多岁的人，看上去一副老态龙钟的样子，动作迟缓、步履艰难、心理衰退大于生理衰老。因此，老年人应该正确认识自己，认识"角色"转换，自觉地去适应主客观条件变化，调整自己的生活方式，这是心理健康的重要标志。否则，必然会处处事与愿违，造成心理挫伤。

2. 心理健康的老人能与他人保持良好的人际关系。这人际关系包括同老伴、子女、媳婿、儿孙等。人际关系好的老年人，能与他人相互承认，相护理解，保持情感上的融洽，并与他人在行为上相互协调，能够获得他人的尊重，受到他人的悦纳。如果一位老年人经常讽刺、挖苦别人、恶语伤人，时常在他人面前吹嘘自己，自私自利，毫无同情心和集体荣誉感，那么这个老年人就会受到他人的排斥，别人也就不愿意与他接触，家里的人也同样如此。显然这种老年人心理是不健康的。

3. 心理健康的老年人具有良好的情绪。老年人积极的情绪应多于消极的情绪。对生活充满信心，心情愉快，这也是长寿的秘诀之一。相反，对生活失去信心，感到绝望，整天闷闷不乐、精神不振、情绪低沉，则会使智力水平下降，并加速身体衰老。如果出现这种情况，则心理就可能是不健康的。

4. 心理健康的老人有正常的行为。老年人的行为应符合他"扮演"的社会角色和适应当时的社会环境。如在大家非常高兴时，他却放声大哭；或为子孙的升学、就业而终日操心、惊恐、焦虑不安、抑郁，甚至出现自责、自罪，那么这些行为就是心理不健康的表现。

5. 心理健康的老人具有健全的人格。他们能够正确地评价外界事物和自己，情绪、性格稳定，意志坚强，言行一致。如果一位老年人情绪不稳定，时涨时落，自己控制不住自己，对他人缺乏同情心，则为情绪不良。如果一位老年人行为缺乏控制，具有高度的盲从性和冲动性，则为行为不良。如果一位老年人做事忽冷忽热，不能坚持到底，遇难而退，不能从失败中吸取教训，则为意志薄弱。这一切都是变态的人格，也是心理不健康的表现。

6. 心理健康的老年人与大多数人的心理意向相符。例如，当大家听到一位德高望重而十分熟悉的老年人逝世的噩耗时，无不悲痛，但若其中有人对此无动于衷，这样的话肯定心理不正常。

我国的心理学家还提出另一个老年人心理健康的标准：

1. 感觉、知觉尚好。判断事物吾不常发生错觉，老人的感知觉稍有衰退者，也可以通过适当的手段进行弥补，如戴眼镜、使用助听器等。

2. 记忆良好。不总是要人提醒该记住的重要事情，能清楚记住一读而过的七位数字。

3. 逻辑思维健全。说话不颠三倒四，考虑问题、回答问题时条理清楚明了。

4. 想象力丰富。不拘于现有的框框，做的梦常常新奇有趣。

5. 情感反应适度。积极的情绪多于消极的情绪，不会事事感到紧张。

6. 意志坚强。办事有始有终，不轻易冲动，不常常抑郁，能经受得起悲痛和欢乐。

7. 态度和蔼可亲。能常乐，能制怒。

8. 人际关系良好。乐意帮助他人，也受他人欢迎。

9. 学习能力基本不变。始终坚持学习某一方面或某几方面的知识或技能。

10. 有正当的业余爱好。平时总有一至几项业余爱好在忙碌。

11. 与大多数人的心理活动基本保持一致。遵守社会公认的道德观念、伦理观念。

12. 保持正常的行为。能坚持正常的生活、学习、工作和活动，能有效地适应社会环境的变化。

老年人有其独特的心理表现，要自我判断心理是否健康，应综合地、具体地加以分析考虑。为此，老爸老妈俩不妨对照一下上述标准，找出各自的差距，或者帮助老伴一起找差距，再对症矫正或找心理医生诊疗。这样每一位老人都尽可能逐步做到心理健康，从而使老夫妻的晚年生活过得富有生气，更绚丽多姿。老夫妻在共同的生活中，总会遇到各种问题，要能够从容地应付各种变故，就要求自己具有心理适应性强的特点。也就是说，既能在平和状态，也能在激变的状态下，保持心理的平衡；既能应服顺境，又能对付逆境；既能在幸福生活中乐观向上，又能在困苦日子里不折不挠。在漫长的夫妻生活中，要时时做到上述各点是很不容易的。不少老人由于夫妻生活中遇到挫折和烦恼，正常的心理需要得不到满足，出现不同程度的紧张感和压抑感，严重的还会出现心理冲突。心理冲突产生时，往往伴随着紧张的情绪，使人非常不愉快，影响身心健康。严重的心理冲突还会使老人心理变态、精神失常，甚至出现报复、伤人、轻生等现象，使家庭崩溃。

对心理不健康的老人，有两种方法：一是加强自我的修养，增进老夫妻感情和关系；二是请求心理医生的帮助。由于夫妻关系影响老爸老妈的心理健康，因此对老爸老妈双方都要进行心理调适指导。

四　老爸老妈健康状况的自测法

俗话说："留得青山在，不怕没柴烧。"健康的身体是老爸老妈家庭幸福，延年益寿的"青山"。如果我们在生活方式和饮食习惯等方面不加注意，"健康"便会从我们身上悄悄溜走。

下面的自我小测验，只要花几分钟时间，就能了解自己的健康水平。如果测验下来，老爸老妈俩中有哪一个不够理想的话，就应该引起老夫妻俩的共同关注，共同采取相应的弥补措施，互相监护。

1. 你经常吃蔬菜吗？

2. 你每天吃肉类吗？

3. 你吸烟吗？

4. 你每天喝 150 克以上的白酒吗？

5. 你喜欢吃咸的菜吗？

6. 你爱吃甜食吗？

7. 你是否有吃烟熏食品的习惯？

8. 当你看到一顿鱼、肉、蛋的丰盛美餐后，是否感到食欲大增？

9. 当你登上高楼或高塔向下俯视时，是否会感到心慌腿软？

10. 你白天劳累后，晚上是否能在较短的时间内入睡？

11. 你每天小便次数是否增多，或小便时有疼痛，或有憋不住的情况吗？

12. 你的指甲、眼结膜是否显得苍白，并时常感到头晕、耳鸣吗？

13. 你是否有头颈明显变粗、性格改变、容易出汗、情绪激动的现象？

14. 你是否经常咳嗽，痰多或胸部闷痛？

15. 你身上黑痣是否迅速增大或破溃出血？

16. 你的身体是否不断消瘦？

17. 你是否容易牙龈出血、流鼻血以及出现淤血块？

18. 你是否有先洗手后进食的习惯？

19. 你是否有每天大便的习惯？

20. 你每天运动吗？

21. 你是否每天早晚刷牙？

22. 每次患感冒时，你是否必须服药或看医生？

23. 你是否每年按时进行体格检查？

24. 你是否定期做血压、血糖、血脂检查？

请依照问题问答，如果回答与下面答案相符得 1 分：

1. 是；2. 否；3. 否；4. 否；5. 否；6. 否；7. 否；8. 是；9. 否；10. 是；11. 否；12. 否；13. 否；14. 否；15. 否；16. 否；17. 否；18. 是；19. 是；20. 是；21. 是；22. 否；23. 是；24. 是。

然后，统计一下总分数，就可知道你的健康水平。如果得分在 20～24 分之间表示身体健康状况优良；15～19 分之间表示身体健康状况较好；在 10～14 分之间表示身体健康状况很一般；在 5～9 分之间表明身体健康状况较差。

五　衡量老年人健康的新方法——生命质量的自我测验

世界卫生组织关于健康的定义，是一个相当复杂，且多种因素综合起作用的评价概念。随着社会的发展，生物医学模式向生物-心理-社会医学模式转变，老年人比例逐渐增加，传染病发病率下降，慢性病发病率上升，人们对过去用于反映健康状况的指标，如死亡率、发病率、患病率等感到并不满足，并认为这些指标仅是从消极的健康观点出发，只反映了健康的疾病方面，而未反映人体健康的其他方面。学者们在长期探讨新的健康指标，包括社会、心理、身体衰老等指标来评价医疗、保健效果的过程中，产生了新的观念，并为此进行了大量的科学研究，从而提出了生命质量测试法。生命质量测试的方法被广泛应用于实践，在国外有三十多年的历史，但国内应用还比较少。

每位老年人均可根据下面的表进行自我测试，综合评定记分，其结果用生命质量综合评定表，来评价生命质量等级。

生命质量自我测试表

项目内容	等 级	评分标准
1. 生活不能自理（失能或半失能）		
	（1）是；（2）基本是；（3）否	（1）－100；（2）－40；（3）0
2. 身体功能（生活正常，能承担体育锻炼及家务劳动）		
	（1）是；（2）基本是；（3）不能	（1）65；（2）50；（3）0
3. 卧床天数（在近一个月内，因健康不佳卧床几天或一周内）		
	（1）是；（2）1～3天；（3）否	（1）－10；（2）－5；（3）0
4. 焦虑、压抑（心情感到焦虑、压抑、紧张、忧郁、消沉）		
	（1）是；（2）有时；（3）否	（1）－5；（2）－2；（3）0
5. 心理健康（生活满足、无忧无虑、精神愉快）		
	（1）是；（2）基本是；（3）否	（1）15；（2）8；（3）0
6. 情绪承受能力	（1）情绪稳定、能承受突然的打击；	（1）5；
	（2）思想感情有时波动；	（2）3；
	（3）行为失去控制	（3）－100
7. 记忆能力	（1）记忆清楚、思维敏捷；	（1）5；
	（2）记忆衰退、比过去易做错事；	（2）－1；
	（3）感到做事糊涂、易忘事	（3）－4
8. 亲朋关系	（1）亲朋多、来往密切；	（1）3；
	（2）亲朋来往减少；	（2）－2；
	（3）不交友	（3）－3
9. 社会交际	（1）善社交，质量高；	（1）3；
	（2）一般；	（2）1；
	（3）不善于社交	（3）－3
10. 人际关系	（1）关系融洽；	（1）4；
	（2）一般；	（2）2；
	（3）关系紧张	（3）－4
11. 胜任工作	（1）由于健康不佳，不能再胜任过去工作；	（1）－3；

续表

项目内容	等　　级	评分标准
（2）有时出现（1）的情况；		（2）－2；
（3）未出现（1）的情况		（3）3

生命质量综合评定表

生命质量等级	所得总分
生命质量最佳	90～98
生命质量佳	70～89
生命质量良	50～69
生命质量不佳	＜50

4

老爸老妈相互健康监护

生活中，往往首先发现一些重要疾病症状的不是病人本人，而他（她）的最亲近最关心的人——老伴。不仅如此，老伴还会帮助自己去战胜疾病增进健康。特别是夫妻步入老年之后，身体进入多事之秋。许多疾病，包括那些严重危害健康的疾病的患病率，都会显著增加。因此，老爸老妈间互相做好健康监护，就显得更为重要了。如果每对老夫妻都能真正做到这一点，可以相信，不仅会尽早发现老伴疾病的"苗子"，提高治愈率，而且还会减少许多疾病的发生，有益于老爸老妈的健康和长寿。

老爸老妈的健康监护，也是老夫妻自我保健的重要一部分，能通过主观的努力，采取主动的措施，监护好老夫妻的健康，能起到医生和药物所不能起到的作用。

一　老爸老妈健康监护的好处

老夫妻间健康监护有以下好处：

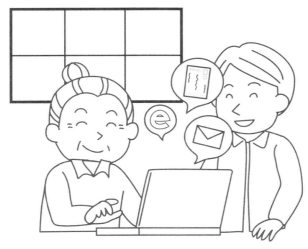

1. 可以及时发现夫妻俩身体上的某些异常变化，抓住早期治疗的良好时机。例如，检查乳房发现有肿块，就提示此部位有病变。早期发现，早期治疗确是根治癌症的一个关键环节。

2. 通过老夫妻定期互检，可以了解夫妻俩身体的疾病基本状况，避免盲目乐观的估计，或不必要的恐惧、紧张，做到心中有数，正确对待。

3. 通过定期连续的夫妻互检，如实记录检查结果和自我症状，可以为医生提供全面而详实的病史资料，有利于医生做出进一步诊断和采取有效的治疗。

4. 由于坚持定期夫妻互相检查，对老爸老妈俩的体质有了客观的认识，这样也为制订合理的养生计划奠定了基础，"知己知彼"才能"百战不殆"。

但是，必须说明，老夫妻互检的前提是夫妻俩要学习一些医药卫生基本知识，否则，互检就无从谈起。当然，老夫妻互检仅仅是一种自我保健的辅助手段，具有一定的局限性，还应与定期健康体检和重点检查相结合，并接受医生的指导，唯有如此，夫妻互检才能达到预期目的。

二　老妈对老爸的健康监护

老妈对老爸的健康监护，主要有以下方面：

1. 体重：是人体健康的一项重要指标，这对于老年男子尤为重要。因为肥胖是老年人健康的大敌，是冠心病、高血压、糖尿病等多种严重疾病的温床。另一方面，消瘦又是多种严重疾病，尤其是恶性肿瘤和消耗性疾病的重要体征，如结核、甲状腺功能亢进等。

夫妻长期生活在一起，单凭肉眼难以察觉出老伴的体重变化，往往是已经肥胖或消瘦到相当程度时才被发现。这时已为时过晚。因此，妻子应当关心和了解丈夫体重增减，监督丈夫每月至少测一次体重。如发现一个月内体重增减超过1～1.5千克以上（主动减肥除外），就应引起注意，查找原因，并采取有效的措施，调整饮食，对于体重适中的老年人，体重长期稳定是一个重要的健康指标。

体重指数：体重（千克）/身高（米）的平方。日本调查资料显示，体重指数 25～30 微胖者最长寿；其次是体重指数 18.5～24.9 者；再次体重指数大于 30 者；体重指数小于 18.5 者较短寿。

2. 血压：英国心血管专家魏脱博士说得好"老年人的妻子，如果不了解自己丈夫的血压情况，则表明她对丈夫的健康状况不够关心"。男子进入老年之后，容易患高血压。为了早期发现及早治疗，老年男子应该定期测量血压，作为妻子要承担起督促丈夫定期测量血压的责任（目前家庭电子血压计已十分普及）。如发现血压偏高（高于 18.7/12.0 千帕，即 140/90 毫米汞柱），则应监督丈夫缩短测量血压的时间间隔。平常每月至少一次，并每次做好记录，以供医生参考。如家庭自备血压计的话，最好初期能上午、下午、睡前、黎明时，各测一次。待血压稳定后，可以 1～3 天测一次。

3. 心律与心率：老妈应该学会量脉搏和听心率。具体方法除了用手指摸脉外，最好是将耳朵贴在丈夫的左侧胸壁（心尖部、即左侧乳头处）上，听听心跳的快慢是否规律均匀，每分钟多少次。在安静状态下，老年男子一般是每分钟 60～90 次。如明显多于或少于这个数字，则多表明心率过速或过缓。当丈夫自觉心慌或感难受时，或者发现心律异常或跳得不均匀、不规律，就应该督促老伴速去医院做进一步检查。

4. 胸痛或胸闷：老妈应特别注意老爸是否有原因不明的胸闷或胸痛，观察疼痛的部位及程度，持续时间，有无放射和压榨感，发作时是否伴有心慌、多汗、面色苍白、冷汗淋漓等症状。对于伴有血压或血脂偏高，或有冠心病家族史或长期大量吸烟，并缺乏运动的老人更应提高警惕。如果疼痛剧烈或 5 分钟内不缓解，你马上拨打"120"叫救护车，护送去医院急诊。家里备有硝酸甘油或麝香保心丸的，可及时给他含服。

5. 一过性的变化：所谓"一过性"即有几分钟或十几分钟的症状变化，过去了症状就消失或改善了。有动脉硬化、高血压病史的老年男子，如有突然感到偏身麻木、无力、一侧嘴歪；突然讲不出话来，或听不懂别人的话；突然视物模糊或失明；突然眩晕；性格、行为、智能一反常态；突然出现剧烈头痛等。这些一过性症状，可能是脑卒中的先兆，都应该引起做妻子的重视，但切忌精神紧张、惊慌失措。首先要保持镇静，并及时送他到附近医院做进一步检查治疗。

6. 血脂：老年男子中，冠心病和动脉粥样硬化的发病率明显增高，血脂增高则是早期发现这两种严重疾病和做好预防的重要指标。因此，老妈应该督促老爸每半年检查一次血脂水平。有冠心病、高血压、脑卒中等疾病家族史和血压偏高、肥胖及不参加运动锻炼的脑力劳动者，尤应注意做好这项检查。如发现血脂明显升高，除服用降血脂药物外，老妈应听取医生的意见，从饮食和康复运动上帮助老爸采取有效的降血脂措施。

正常值：总胆固醇＜5.18 mmol/L；低密度脂蛋白胆固醇＜3.37 mmol/L；高密度脂蛋白胆固醇＞1.04 mmol/L；三酰甘油＜1.70 mmol/L。

7. 血糖：2型糖尿病是老年人的多发病、常见病。它的临床症状常不典型，有些老年人还缺乏明显的自觉症状，大多数病人要依靠检查血糖来确诊与早期发现。因此，老妈应该监督老爸定期测量血糖，特别是对于有糖尿病家族史，偏胖或原因不明的体重下降及乏力的老年人，更应重视做好这项检查，一般至少每半年一次。对已确诊糖尿病的老年人，在治疗中仍要定期定时测血糖（包括空腹血糖、餐后2小时血糖、血红蛋白血糖）。目前家庭用血糖仪已十分普及，在家里自测血糖并不是一件困难的事。

正常值：3.6～6.1 mmol/L；餐后2小时＜7.8 mmol/L；血红蛋白血糖＜6.0％。

8. 便血与尿血：大小便常常是人体健康的两面镜子，老妈应该关心老爸的大小便是否正常。如发现异常不可掉以轻心，老年男子出现原因不明的便血，可提示有大肠癌的可能；如果尿血，则要注意是否发生了肾脏肿瘤、肾结核或者肾结石等。

9. 饮食：多数妻子总担心丈夫吃不好或吃得少，想方设法让丈夫吃得好、吃得多。这是不科学的。人到老年，吃什么和吃多少，应该根据不同的体质和健康状况而定。如丈夫已经超重或肥胖；或血压、血脂偏高；有冠心病、高血压病史，则应控制和调整他的饮食，要少吃高热量、高动物脂肪饮食，少吃盐；吃植物油、多吃豆制品、新鲜蔬菜和水果。如丈夫偏瘦，体质较差，则应想办法多让他吃些营养丰富，而美味可口的食品。

10. 运动：法国哲学家伏尔泰有句名言"生命在于运动"，人到老年新陈代谢随着年龄的增长而趋于减少，运动是老年人推迟衰老进程，增强机体素质的一个积极有力的措施，作为老妈要鼓励和督促老爸坚持体育锻炼，最好能老夫妻俩一起共同锻炼。

11. 睡眠：老年人经常失眠，尤其是老年男子。因此，作为妻子不但要帮助丈夫解除思想、情绪方面的问题，还要监督丈夫睡前不喝浓茶和咖啡，睡前用热水洗脚等。

作为老妻以上几项，你做到几项？

三　老爸对老妈的健康监护

老爸老妈间，老爸对老妈的健康监护，除在"二　老妈对老爸的健康监护"中，所述的 11 项同样适合老爸对老妈的健康监护外，还应强调以下几项：

1. 阴道流血：老年期的阴道流血是妇女生殖系统重要疾病的早期信号。宫颈癌最重要的早期症状就是接触性出血，大多发生在性生活时。作为丈夫应该特别注意这一点。一旦发现老妈出现不正常的阴道流血，应及早督促并陪同老妈去医院就医。

2. 乳房肿块：乳腺癌是老年妇女常见的恶性肿瘤，早期发现和治疗治愈率很高。该病的最初症状就是乳房内出现原因不明的肿块。早期发现这种肿块主要依靠自己，但是丈夫的经常督促和协助检查也很重要。老爸应该帮助老妈定期（每月一次）检查乳房，用肉眼观察其手触摸有肿块，并注意观察两侧乳头是否在同一水平线上，乳头是否凹陷。如发现异常，应及早到医院进一步检查。

3. 右上腹痛：老年妇女容易得胆囊炎、胆石症。胆囊炎常合并有胆结石。胆石症有的人有症状，如右上腹疼痛、绞痛；有的人可以没有症状，视胆石的大小、部位而定。老爸应督促老妈每年做一次胆囊B型超声波检查。

4. 饮食：与妻子相反，丈夫往往对妻子的饮食关心不够。老年妇女身兼妻子和母亲、祖母多重角色，惦记丈夫又心痛儿孙，常常是烧在前头，吃在后头，等她坐到餐桌旁，餐桌上的菜肴已所剩无几。要求每一位丈夫在饮食上应该多关心、多体贴老伴，尽量让她吃得好一些，适当地多吃些蛋白质和含铁丰富的食物。当然也要因人而异，对于那些肥胖，血压、血脂偏高或患有冠心病、糖尿病的妇女，饮食上则应根据需要而定。

四　老爸老妈之间的心理监护

现实生活中，绝大多数的老夫妻都在自觉或不自觉地在为自己的老伴进行心理监护和保健，就是发现和帮助老伴解除心理障碍，使老伴尽快恢复正常的心境。当老伴精神苦闷时，能及早觉察，要以好言相劝，解开他（她）心中疙瘩，使其愁云尽扫，笑颜重开，这就是一次很好的心理保健。

由于老夫妻间的特殊亲密关系，相互心理监护和保健，往往是其他人所不能够代替的。美国曾有一位著名的心理学家奥斯克说得好："已婚的成年人，90％以上的心理问题都可以在爱人的协助下得到解决，只有余下的小部分心理障碍，才需要得到心理医生的指导和帮助。"由此可见，夫妻之间的相互心理保健和监护是何等重要。

当然，想成为老伴的一名合格的"心理保健医生"，也不是轻而易举的事，他要求具备以下几个条件：

1. 不断加深夫妻感情：加深夫妻感情是做好夫妻间心理保健的感情基础。夫妻感情较深，关系融洽，能够经常交心，互为知己，而不是貌合神离或同床异梦。因为进行心理保健，必须了解双方的精神世界，了解得越透越好。有些人对老伴的内心世界了如指掌，能从他的一个举止，一言一笑，甚至一个表情里看出其内心细微变化。这样就能针对性地做好心理思想工作，因而也会收到更好的效果。

2. 学习并掌握一定的心理知识：人类的内心世界十分丰富，从知觉、记忆、思维、意志、情感到气质和性格，既千差万别，又遵循一定规律。如果能够初步认识这些心理事实，了解它们的基本规律，这对洞察他人的内心世界是非常必要和十分有益的。老夫妻之间也是如此，一旦掌握了老年心理学的基本知识，就如同掌握了一个强有力的"武器"，一把万能的心灵"钥匙"，将有助于准确地观察老伴的精神世界，正确地判断老伴的心理矛盾，从而更好地帮助他（她）消除心理障碍。心理学并不像人们想象的那么深奥，具有初中文化水平，通过自学一些心理学的普及读物，一般心理学基础知识都可以学会。尤其是其中的有关情感、意志、气质和性格等方面的基本知识，了解它们形成和变化的规律，对心身健康的影响。掌握好这些知识是做好老夫妻间心理监护和保健的科学基础。

3. 了解老伴的心理特征：每个人的情感、意志、气质和性格都不尽相同，即都有自己的心理特征。只有了解老伴的心理特征，才能有的放矢地进行心理保健，帮助他（她）克服心理上的弱点和不足。生活中十全十美的人是不存在的，心理上没有丝毫弱点的人也是找不到的。例如，有的人性格偏激，遇事好冲动；有的人性格偏缓，做事慢慢吞吞；有的人生性懦弱，胆小怕事；有的人虽然意志坚强，却偏于主观……凡此种种，无一完人。这些弱点正是人们产生心理障碍主观因素的薄弱环节，如能熟悉老伴的薄弱环节，对做好他（她）的心理保健将有很大帮助。比如，有些细心的妻子很了解丈夫容易在什么情况下发脾气，用什么办法能使他很快"雨过天晴"。每位老爸或老妈都应该学会这种特殊的本领。这是做好老夫妻间心理保健不可缺少的条件。

俗话说"江山易改，秉性难移"，这表明改变一个人的个性和克服心理上的某些弱点，并不是轻易能办到的。这需要有毅力和耐心，当然更重要的是爱心，用自己热忱的爱去滋润老伴的心田，真心实意地帮助他（她），才会使他（她）逐渐地克服心理上的弱点。

应该特别强调的是老夫妻间的心理保健能否做好，很大程度上取决于老夫妻之间能否相互承纳，即相容。生活中也确实有这样的夫妻，他们感情平时还好，也有一定文化水平，相互也彼此了解，就是相互之间不能相容。丈夫稍一发火，妻子就受不了，火比丈夫还大。妻子稍絮叨几句，丈夫就心烦。这怎么能行？夫妻朝夕相处，又是两个完全不同和独立的个体，情感、气质、个性互有差异，不可能没有分歧，这就要求相互包容。生活中有许多这样的夫妻，他们的气质、个性差异很大，但却能相处得很好，其中的奥妙就在于能相互包容，夫妻间的相互理解、体谅，比什么都重要。当你对老伴的一次"过失"（包括发脾气）谅解的时候，他从你的体谅中就得到了温暖。这样既加深了夫妻感情，又维护了身心健康。

五　老爸老妈常见疾病的早期"信号"

许多疾病在发病早期可能出现一些先兆，这些先兆是疾病的早期"信号"，常是疾病发生的前奏，对疾病的早期诊断具有重要意义。老爸老妈提高对常见疾病早期"信号"的认识，可以帮助老年夫妻及早发现自己或老伴的疾病，并及时采取防治措施。因此，老爸老妈应该了解和掌握这些疾病的早期"信号"，这对老年夫妻间的健康监护是十分重要的。

1. 头颈部疾病的早期信号：

（1）头痛、呕吐、视力障碍是脑肿瘤的信号。头痛常发生在清晨，起床活动后可渐减；头痛后可突然出现喷射性呕吐；视力障碍可表现视力下降或视物模糊。

（2）头痛、头晕是高血压的信号。高血压的头痛特点是跳动性或者搏动性的头痛，部位常在后脑或两侧太阳穴，头痛以白天为多。高血压头晕常伴有头重、耳鸣及失眠等，很少出现眩晕。

（3）脑卒中的种种信号。据医学家统计，脑卒中先兆有 40 种之多，主要有突然嘴歪、流口涎、说话困难、吐字不清、失语或词不达意、吞咽困难、四肢一侧无力或活动不灵、持物无力、走路不稳、自觉肢体跳动、与昔日不同的头晕或头痛、面部发麻、舌头麻木、肢体麻木、耳鸣、听力改变、性格一反常态、整天昏昏欲睡等。

（4）神经衰弱、记忆力减退是脑动脉硬化的信号。脑动脉硬化多发生在 50 岁以上的人。神经衰弱的症状表现有头痛、头晕、眩晕、耳鸣、眼花、肢体麻木、手抖、失眠、多梦、精神不佳、容易疲劳等。记忆力减退主要是近事易遗忘，对人的名字、事物名称易忘记，但对往事却记忆犹新，有的人还有性格、脾气、情绪改变。

（5）看灯光时出现虹彩圈是青光眼的信号。

（6）反复出现带血鼻涕要警惕鼻咽癌。

（7）顽固性声音嘶哑当心喉癌。喉癌多出于 60 岁左右的中老年人，男性占 90％左右。年过 60 岁的人有原因不明地发生声音嘶哑，持续 2 周以上者，应去医院五官科检查。

（8）随吞咽活动的颈部肿块，要当心甲状腺肿瘤。

（9）颈肩与上肢麻木疼痛可能是颈椎病。

2. 胸部疾病的早期信号：

（1）咳嗽、咯血、低热、消瘦时，不要忽略肺结核。

（2）长期咳嗽、多痰、动则气短是肺气肿的早期表现。

（3）乳房出现无痛性肿块，要警惕乳腺癌。

（4）吞咽时胸部不畅，要警惕食管癌。

（5）咳嗽、咯血、持续胸痛，要当心肺癌。

（6）心跳有"脱掉一次""突然加重"的感觉，是早搏现象，提示心律失常。

（7）心率过慢低于每分钟 50 次，要考虑病态窦房结综合征或房室阻滞。

（8）心前区有压榨样疼痛，常向左肩放射，持续 1～3 分钟，休息后可缓解是心绞痛表现，这是冠心病的信号。

（9）频发加剧的持续性绞痛，要警惕心肌梗死。

（10）心脏病病人夜间胸闷，迫使坐起，可能是心力衰竭信号。

3. 腹部疾病的早期信号：

（1）白天饿痛，半夜痛醒，要提防十二指肠溃疡病。

（2）老年人突然出现"胃病"或"老胃病"治疗无效时，要警惕胃癌。

（3）恶心、乏力、食欲减退要想到病毒性肝炎。

（4）"老肝病"出现蜘蛛样的血管痣，或手掌部出现鲜红色斑块，要警惕肝硬化。

（5）肝硬化病人出现性格改变和行为异常，是肝昏迷的先兆。

（6）肝硬化病人有进行性肝区疼痛和肝脏肿大，要当心肝癌。

（7）吃油腻食品诱发右上腹痛，要想到胆囊炎。

（8）反复胆绞痛发作，可能是胆石症并发胆囊炎。

（9）暴饮暴食后引起的中上腹剧痛，要提防急性胰腺炎。

（10）有消化性溃疡病人，吐隔夜酸臭食物，要想到幽门梗阻。

（11）腹部阵痛、呕吐、不排气，是肠梗阻的信号。

（12）呕吐咖啡色物或解柏油样大便是上消化道出血。

（13）鲜血便提示下消化道出血。大便异常加便血，要警惕直肠癌、结肠癌。

（14）中上腹痛转移到右下腹的进行性腹痛，要想到阑尾炎。

（15）腹壁上有昼出夜入的肿块是"小肠气"（疝）的早期表现。

（16）有不规则阴道流血或血性白带，要警惕宫颈癌。

（17）外阴瘙痒伴泡沫样白带，提示滴虫阴道炎。

（18）尿频、尿急、尿痛，表明有尿路感染。

（19）无痛性血尿，当心泌尿道肿瘤。

（20）血尿伴下腹部绞痛，提示泌尿道结石。

（21）男性排尿不畅，常提示前列腺增生。

（22）阴茎溃烂不愈，要当心阴茎癌。

4．四肢关节疾病的早期信号：

（1）半夜单个足趾肿痛，要想到痛风病。

（2）肩痛、手臂不能上举，可能是肩周炎。

（3）腰痛向臀部及下肢放射，要想到坐骨神经痛。

（4）骨刺是老年退行性骨关节炎的征象。

5．其他方面疾病的早期信号：

（1）脸色苍白无华、头昏乏力是贫血的早期信号。

（2）不明原因贫血，伴多处骨性疼痛，要提防多发性骨髓瘤。

（3）多饮、多尿、多食提示糖尿病。

（4）黑痣突然增大，要提防恶变。

（5）长期饮酒出现精神改变，要想到慢性酒精中毒。

5

老爸老妈恩爱益长寿

人生在世有四件宝：健康、事业、爱情、朋友。健康是人生的基础，爱情是人生的中心，事业和朋友是人生的支柱。恩爱和健康是老年人安度晚年幸福生活的源泉。

夫妻"白头偕老"，标志着人生步入金秋晚年，确实是"路漫漫其修远兮"。有人是这样称夫妻婚龄的：结婚一周年为"纸婚"；两周年为"棉婚"；三周年为"皮婚"；四周年为"花果婚"；八周年为"铜婚"；十周年为"锡婚"；十五周年为"水晶婚"；二十周年为"磁婚"；二十五周年为"银婚"；三十周年为"珍珠婚"；四十周年为"红宝石婚"；五十周年为"金婚"；六十周年为"钻石婚"。

匈牙利曾有一对长寿夫妻，丈夫叫约翰·罗文，172岁；妻子叫约翰·沙拉，164岁。他们俩共同度过147年恩爱夫妻生活，这是爱情史上光辉的榜样，也是史上长寿夫妻的最高纪录。社会心理学家认

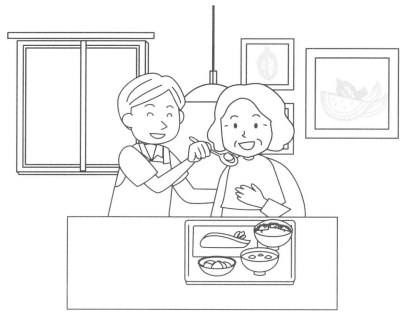

为：“成双性是人的自然本性。”国内外大量资料表明：结婚的人平均寿命，要比独身者长得多。我国也不乏长寿夫妻，据广西壮族自治区巴马县统计，269位90岁以上的长寿老人中，夫妻共同生活50年金婚者占41%；夫妻共同生活60年以上钻石婚者占26%。可见，长寿与夫妻恩爱的密切关系。

老年夫妻一般都有几十年的婚龄，长寿夫妻诚然可嘉，恩爱夫妻更为可贵。人们不是常说“没有爱情的生命，像是没有花或果的树”，那么失去了爱情的夫妻生活，也就像失去了芳香的花，没有了种子的果。老年夫妻只有患难与共，比翼双飞，相敬如宾，恩爱如初，才能健康长寿。这也是老年夫妻保健的真谛。

一　老年人长寿的社会基础

自古以来，人们渴求“但愿人长久，千里共婵娟”“千年长交颈，欢爱不相忘”。但是，在社会生产力低下，缺医少药的奴隶社会、封建社会，这不过是一种美好的愿望。在青铜器时期，人类的平均寿命只是20岁；漫长的封建社会是20～30岁；19世纪是30～50岁。这样短促的人生，夫妻长寿“白头偕老”，何从谈起。当然在历史发展的长河中，也有少量长寿夫妻，但只是凤毛麟角。

我国在新中国成立前，人口平均寿命只有35岁左右。新中国成立后，人民安居乐业，社会生产力大幅度提高，医疗卫生条件得到改善，到1982年我国人口平均寿命上升到67.8岁，比新中国成立前提高近一倍。2013年我国人口平均寿命达75.7岁。2014年上海市人口平均寿命达82.13岁，已超过美国。60岁以上有配偶的比例达68.35%。这说明在我国社会主义大家庭中，大部分的夫妻都能白头到老，幸福地安度晚年。

二　老爸老妈恩爱益长寿的生理、心理基础

医学家认为，爱情不仅是幸福的象征，也是健康的“活化剂”，对

老年人来说，老夫老妻的爱情也是保障老年健康的重要因素。步入老年的人，对衣食的欲望逐渐降低，对心灵上、感情上的空虚和寂寞越来越敏锐。一对白头偕老的夫妻，他们之间的爱虽不像年轻时那样炽烈，但两人朝夕相处、嘘寒问暖、互吐心声、互相依靠，可以驱除孤寂，给双方感情上带来慰藉和满足，使之经常保持愉快的心境，有利延年益寿、促进健康。

夫妻恩爱状况对老人长寿影响很大。据日本厚生省人口调查分析的结果表明，离婚或丧偶者与家庭生活美满、和睦的夫妻相比，男性的平均寿命短 12 岁；女性平均短 5 岁。意大利一家周刊，曾对十万居民在两年内的死因进行调查，发现单身主义者、离婚者的死亡率要比有健康和睦夫妻生活人的死亡率要高得多，其中死于肝硬化竟是后者的 6 倍。美国的调查资料表明，中老年丧偶或者离婚以后再娶再嫁的人，看病比较频繁；他们住院时间为同类病人的两倍；死亡率也明显偏高；他们患心脏病、肝癌和胃癌的死亡率，也为其他人群的 2 倍；高血压的死亡率为 3 倍；肝硬化的死亡率为 7 倍。

有人对 7000 名美国加利福尼亚州的居民，进行了长达九年的研究，发现孤独的人由于心脏病引起的死亡要比有配偶的人高 2～3 倍。主要原因是孤独者往往处于情绪紊乱状态，使免疫系统受到影响，而更容易患病。

家庭不和、夫妻反目、经常扯皮、吵闹不休的人，必然给健康带来不利影响，常常会引起胃和十二指肠溃疡、高血压、冠心病，甚至是促发癌症的一个因素。由于夫妻不和而导致慢性病复发或加剧的，更是屡见不鲜。

心理健康是躯体健康的基石。正如世界卫生组织曾提出的那样"健康的一半是心理健康"，而夫妻恩爱、家庭和谐是保持老夫老妻心理健康的必备条件，没有夫妻恩爱，心理健康就没有保证。国外研究表明"50％～80％疾病的发生与心理因素有关，而其中情绪致病就占74％～76％"，"夫妻恩爱可以延长人的寿命"。德国医学家的一份调查资料证实：生活在和谐家庭中，患癌症的危险性要比生活在暴力家庭的人至少要少一半，而且即使患癌症其存活期也比较长。如果生活在不和谐家庭，三天一小吵，五天一大闹，整天精神不振、郁闷忧愁，使神经功能失去平衡造成内分泌紊乱，从而导致高血压、动脉硬化、胃和十二指肠溃疡和新陈代谢障碍等疾病。这就说明夫妻恩爱、家庭和谐在心理健康中，起着很重要的作用。夫妻恩爱是心理健康的秘诀。

英国医生奥尔夫曾报道过这样一个典型病例：一位五十多岁的绘图员，胃痛已20年。他在青年时期就过度紧张，而常常胃痛。经检查诊断为十二指肠溃疡。不久，他和一个温柔而富于同情心的女子结婚，由于夫妻和睦，心情舒畅，溃疡症状完全消失。可是，好景不长，妻子不幸去世。以后他再次结婚，由于这位妻子个性很强，不满意丈夫生活和工作，两口子经常吵架，于是他的溃疡病复发，并从此缠绵不愈，而且有几次大发作和溃疡出血，都恰好是在他妻子闹情绪的时候。为了进一步了解夫妻争吵与导致绘图员溃疡病复发的关系，奥尔夫医生对这个病人做了一次特别的实验。实验中，测量仪器显示病人胃收缩处于极为缓慢的状态时，奥尔夫医生故意和他谈及平时如何受到朋友尊重、赞赏，而他妻子却总是说他毫无出息这些话，使他非常生气。这时，测量仪器显示出他的胃收缩明显增强，进而达到痉挛的程度，胃酸的分泌也大大增多，病人也因胃痛而呻吟起来。以上例子说明，夫妻和睦对预防疾病，对健康长寿都是十分重要的。

夫妻恩爱益长寿与生理、心理基础有着密切的关系。因为夫妻恩爱使双方心情良好，从而促进体内激素、酶和乙酰胆碱等物质分泌增加。这些物质能把体内血液的流量和神经细胞的兴奋程度调节到最佳状态，有利于保护中枢神经系统的正常功能，以及机体免疫功能的稳定，促进全身各系统生理功能的调节，使之处于最佳水平，从而延缓老化，少患身心疾病。这对人的身心健康无疑是十分有益的。反之，如果夫妻关系不和睦，常使人处于郁闷忧伤状态，就会使这些生化物质分泌紊乱，破坏体内的生理平衡，导致一系列身心疾病，从而影响到人的寿命。

夫妻恩爱还是不良情绪的"解毒剂"。日常生活中，夫妻在外往往是"不如意事常八九"，总会碰上一些不愉快的事情，使自己烦恼、失望、郁怒。这时若走进家门，如果夫妻吵闹，就更是火上浇油了。反之，夫妻感情融洽，他（她）就会好言相劝，百般开导，把自己不愉快的事逐渐转化，慢慢调剂精神状态，使不良情绪"冰消雪化"平静下来。恩爱的家庭成为真正的"避风港"。

俗语说"少年夫妻老来伴"。当老伴有病在床，最体贴、关心的人，总是朝夕相处的老伴。他（她）不仅可以给你"医院特级护理"的规格进行照顾，更重要的还在心灵上给予安慰，是心灵治疗的"鸡汤"。恩爱的夫妻也有利于双方的健康监护，可以尽早发现对方的疾病早期"信号"，有利于疾病的防治。在生活中第一个发现自己疾病症兆的，往往是细心的老伴。当一方患病时，老伴的安慰及精神照顾，特别有利于疾病康复。有关研究表明，家庭感情是治疗疾病的重要调节因素之一。

汉斯·维尼尔是德国一名出口商，早在两年前就瘫痪，连说话能力也几乎丧失。只是在生命垂危之时，突然在病床前见到了阔别二十多年，并认为"早已在战争中死去"的心爱妻子后，一下子奇迹般迅速地恢复了健康。心理与情绪的正常与否，是重要的致病因素之一，这是医学界公认的事实，爱情作为心理与情绪内涵之一，对人体健康的作用是巨大的。

老夫妻恩爱在当今社会众多"空巢家庭"阶段，更具有特殊价值。在"空巢家庭"阶段，如果老夫妻恩爱、感情融洽、相互勉励，就有利于身心健康。老年夫妻之间的相互照顾，可以提高在生活和精神上的自立程度，减轻了子女养老的负担，使年轻一代以更饱满的精力与充裕的时间，投入到紧张的社会工作之中。

俄国大文学家托尔斯泰说："幸福的家庭都是相似的，不幸的家庭各有各的不幸。"白头偕老的爱情被很多人看作是人生最理想和完美的境界。最近，全球著名杂志《读者文摘》在德国做了一次调查，调查对象是德国1000对婚龄从1~60年的夫妻。调查内容包括测定夫妻间的"婚姻愉快指数"和进行个案研究。研究发现，要想达到白头偕老这一境界，婚姻必须具备三个共同因素。

1. 性爱的质量比较高：性爱是受大脑中分泌的化学物质支配的，它可使人体内催产素和升压素的水平提高，这些生化物质使人产生强烈的依赖感。如果老夫妻两个人能保持和谐的性生活，就会使双方的精神上长期处于愉快状态，就会感到生命无穷力量和生活的丰富多彩，就会有利于延缓衰老。

历史上，曾有人认为夫妻生活会损身减寿，这是禁欲派、僧侣主义的理论。相反，古代有中医学家则认为"阴阳和顺可养人，阴阳不顺者伤人"。也就是说和谐的夫妻生活能够使人增寿；否则夫妻生活不和，精神抑郁者，则可能使人过早衰老。

亲密和谐的夫妻生活，能使人体的生理、心理活动，充满青春活力。由于生活甜蜜、情绪愉悦，就能使老夫妻活力常驻，健康长寿。俄罗斯有位学者根据对长寿者的调查，得出这样的结论：终身不结婚的，或早年丧偶的长寿者很少。长期具有习惯性的性生活，和充满恩爱的家庭，与长寿有很密切的关系。他在长寿村及百岁老人的调查中表明，保持适当的有规律的性生活能促进健康长寿。因为衰老并不意味着性欲的必然消失和获得性高潮的能力减退。人的性欲可伴随人的一生。经常地保持适当的性生活，就会感到生活更有意义。老年医学家认为：老夫妻有和谐的性生活，可以避免产生孤独、寂寞和抑郁等不良情绪，且有助于延缓性腺、脑垂体、肾上腺、甲状腺等器官的组织细胞的老化速度，和谐、适度的性活对老夫妻生活和身心健康有益，并可冲淡、化解不良情绪。健康长寿需要性爱，从而加深老夫妻相依为命的深厚感情。

2. 老夫老妻保持美好的感情：浪漫的爱情会产生一种"多巴胺"的化学物质，使人对伴侣产生迷恋的情绪。调查显示，处在迷恋期的人有 90％以上的时间，脑海中想着他们的爱人。

3. 老夫老妻对家庭和生活的看法一致：稳定的家庭生活让老年人产生强烈的安全感，正是这种力量使一对夫妻能持久到白头偕老。

三 老爸老妈心心相印才能长寿

人生的道路不可能是平坦的。因此，人们常说"疾风知劲草，患难见知己"。爱情也不可能总是受到"幸运女神"的庇护。在夫妻生活中，也常会遭到种种磨难和痛苦，只有经得住考验的爱情，才是坚实而长久，老年夫妻生活更是如此。法国大作家巴尔扎克说得好："真正的考验是在痛苦和幸福上。当两个人通过了这两种人生的考验，在这过程中每人的优缺点都暴露无遗，也观察了彼此的性格时，他们就可以手携手一直走到坟墓了。"

从根本上讲，只有经得住患难的夫妻，才是真正的恩爱夫妻。这患难可能是地位的升迁、贫富的变化；可能是社会政治斗争的考验；也可能是病痛的磨难……只有经得起这样的考验，晚年爱情生活才是恩爱幸福的，也只有这样才能健康长寿。

首先说说地位的升迁、贫富的变化。有些人却因为高升了、发财了，认为"糟糠之妻"不登大雅之堂，就另觅新欢。在当前商品经济浪潮的冲击下，有的人一旦发财致富，或者位居高官，就在外寻欢作乐，把自己的结发夫妻抛在一边的事例，时有所闻。

真正坚贞不渝的爱情，应该是经得起时间的考验、地位的升迁。在这方面我们许多老一辈革命家堪称楷模，他们的模范言行谱写了新时代的"糟糠之妻不下堂"的诗篇。

革命老前辈徐特立同志自小与熊氏青梅竹马，后结为夫妻。以后徐特立长期投身革命，夫妻天南海北，但是徐特立对妻子的感情始终是诚挚笃厚的。建国以后，徐特立担任党的高级领导职务，他立即派人把夫人接到北京定居。徐老坚决反对那些因为地位、身份发生变化而抛妻弃子、喜新厌旧的不道德行为。他说得好："我们共产党人，就是要为人类的彻底解放而斗争，其中也包括妇女的解放。如果无缘无故抛弃她们，那不仅是损人利己的行为，而且是背离了革命的信仰。"徐夫人到京后，徐特立对他一往情深，处处关心体贴她。1957 年 12 月徐夫人生日时，有人赠送给他们老夫妻一副横批，上书四个大字"同偕到老"。的确，这四个字奇绝恰当。因为他俩在十一二岁时就结为夫妻，从童年到皓首七十多年如一日，患难与共，情深意挚，真是难得。

上海市静安区有对袁敦梓、毛慧琴夫妇，两人都是 102 岁，结婚已有 82 年，超过"钻石"婚龄二十多年。他俩"老来情比少时浓"的秘诀是：比翼同飞，形影不离。打从 20 岁结婚后，无论是看戏、购物或者散步，他俩形同鸳鸯，常常是同进同出。年轻时，毛慧琴喜欢体育运动，绿茵场上因此就少不了袁先生的身影。袁敦梓喜欢旅游，每次外出也总是携上毛慧琴同行。更令人感叹的是曾经袁先生挨批，毛慧琴甘愿陪批；袁先生游街，她也自愿陪游；袁先生被罚扫马路、通阴沟，她也拿着扫帚、铁钩相陪。82 个春秋过去了，两位老人互相体贴、相依为命的夫妻生活，终于绽开了长寿的并蒂莲。

其次，现在再来说说病痛的考验。如果地位、富贵的变迁，政治风暴的侵袭不是每个人都可能遭遇的话，那么，年老病痛的磨难，却是每个吃五谷的人都会经历到的，尤其是人到老年，谁都免不了有这样、那样的病痛。当自己的老伴生病，尤其是得了慢性疾病或者不治之症时，另一半会出于一腔爱心，四处奔波为自己老伴求医看病，细心照料，精心护理几年、几十年如一日。

上海《解放日报》曾刊登过一篇"相识六十年，伉俪半世纪"，叙述著名戏剧家黄佐临、丹妮夫妇"金婚"生活片段的报道。黄佐临、丹妮夫妇年轻时戏剧姻缘一线牵，是一对心心相印的恩爱夫妻。当两人都跨进古稀之年时，不幸暮年的丹妮患了阿尔茨海默病，1983 年后完全丧失了生活的自理能力和说话能力。但黄佐临对丹妮仍一往情深，挚爱着自己的妻子。他不惜钱财专门为丹妮请了一个保姆，日夜看护照料。自己则早晚陪伴丹妮"交谈"，天天如此，已成习惯。尽管丹妮对此已一无所知……

1989 年上海市委老干部局、市老龄问题委员会、市妇女联合会等单位，联合举行了"金婚伴侣"评选活动。短短几个月中，就收到推荐材料 2000 多份，经过认真评选，从中评选出 66 对"金婚伴侣"。他们平均年龄为 77.1 岁，平均婚龄为 55.8 年，真可谓名副其实的"长寿伴侣"了。

《上海老年报》的记者曾经调查采访了部分"金婚伴侣"，他们不管是曾身负重任的领导干部，还是普通的退休职工；不管是文化素养较高的教授、专家、工程师，还是识字不多的工人、农民、营业员，都异口同声的说：老年夫妻要欢度晚年，白头偕老的关键是老夫妻必须相敬相亲、恩爱和睦，夫妻恩爱晚年生活才会充实，才谈得上健康长寿。

"问世间情为何物，直教人生死相许"。几十年的相依相伴，心心相印，人到老年情更浓。因为老夫老妻共同经历了几十年的风风雨雨，共同经历了无数磨难和坎坷，肝胆相照，荣辱与共，同舟共济。也许老伴有这样或那样的不足，或者眼花耳聋或者行动不便、多病缠身，但是最知冷、知热、知心的，能与自己相依为命的，还是自己的老伴。因此人们常说"少年夫妻老来伴"。

四　老爸老妈的老来情

人们常说"少年夫妻老来伴""老来情比少时浓"。老夫妻的老来情，主要表现在 5 个方面：

1. 性爱：老伴间仍有性爱，有两性间的相互吸引。当然这种性爱与年轻夫妻是不同的。

2. 生活上相互关怀：在吃、穿、住、用等多方面相互照应，相互体贴。

3. 事业上相互支持：法国大作家巴尔札克，每天半夜起床一边喝着咖啡一边持续写作十多小时，而他老伴始终甘愿相伴，全力支持。

4. 老年夫妻社会活动力减弱，逐步把生活重心转向家庭，老夫妻间相互依恋程度增加。

5. 与老伴间的共同语言，共同兴趣增多。

但是，老夫妻间的"情浓"，也不是随着年老而自然增长的。事实上，夫妻感情并不会随着婚姻关系的缔结、续存而自动递增，它需要夫妻俩共同努力、共同"经营"、不断调试、不断"充电"，才能得到保持和升华，夫妻感情才能恩爱如初。否则，爱情裂缝会随时产生。俄罗斯学者阿·库茨利娃在《应当学会怎样爱》一书中，曾经指出："婚后爱情会有不少内忧外患。最大的暗礁就在于激情脱变为呆板的习惯，爱情失去其原有的光彩……婚后若不给爱情之花以营养，感情也就容易发生蜕变，只有常常浇灌，深情才不会随着岁月的流逝而逊色，不会变成乏味的履行义务。"老夫妻间的感情也是这样，它如种花一样需要经常浇水、施肥、松土、除草，否则就会发生枯萎、凋零。

老爸老妈相对于年轻人而言，他们对安逸的要求变得越来越强烈。当他们辛苦了几十年后，体力、心力都大不如从前了，此时老夫老妻的感情会比年轻人更细腻、更挑剔，他们也需要更多的相互关爱，而这种关爱除了子女的孝心，亲戚朋友的关心外，我们不应该忽视老年人的情爱交流。人一旦步入老年，体力、精力、活力都下降了，老夫老妻不可能像年轻人那样充满激情，可是老夫老妻依然有这方面的需求，这就是老夫妻对情爱的一种追求方式。有些老夫老妻就喜欢手牵着手，坐着晒太阳，或脸贴着脸进行交流，这些也是老人情爱、亲昵的表达。

老爸老妈的情爱交流主要以爱抚为主，通过抚摸老伴双手、脸庞、体肤，以达到情爱和性爱的综合状态，充分感受到异性的温情。如果说年轻人的爱情像火，炽热激烈，使人感到像阳光下的水晶，光芒四射；那么老年人的爱情就是小河流淌，平稳、源长，有着岁月积淀的幸福，醇厚味浓。老夫妻经历了人生的酸甜苦辣，晚年后更需要一种关爱、呵护、体贴。

老年夫妻感情的保持和升华，以下3个方面必须引起注意：

1. 要做到思想上夫妻平等、互相尊重、互相谅解：在老夫妻关系上，大男子主义，"夫权"思想固然不对，但对于如今的"妻管严"怕老婆的情况，也不是健全的伉俪生活。生活上要互相关心、互相照顾；精神上要为老伴排忧解愁。经济上，要互相商量，民主理财。

2. 重温甜蜜往事，加深夫妻感情：一般来说夫妻共同生活了几十年，都有值得回忆的过去，都有不同程度地美好幸福相处的情景。正是这些美好的记忆，才激励夫妻携手共行，走过了风风雨雨的几十年。对老夫妻来说，这些回忆就像生命一样宝贵，一样值得珍惜。老夫妻间如能经常重温甜蜜往事，让这些温馨而又难忘的情景，不断地在双方的心灵中闪现，就能滋润双方爱情的心田，加深夫妻的情感，从而淡化日常琐事所引发的矛盾和隔阂。

3. 充实晚年生活，增强爱情活力：老爸老妈应该冲破退休后生活的单调乏味，不妨共同学习一门知识、共同参加一项活动、共同培养一种兴趣爱好。因为在夫妻生活中，共同的兴趣和爱好是爱情的"润滑剂"，它能使夫妻生活增添许多共同语言，增强凝聚力，增加亲热感。老夫妻俩如果由于种种原因，兴趣走不到一条道上也没关系，那就应该支持、关心，满足老伴的爱好，为他（她）提供方便，使他（她）得到心灵上的慰藉。其实，积极支持老伴的正常爱好，也就等于支持家庭和睦；维护老伴的正当爱好，也是维护夫妻的恩爱。

6

老爸老妈之间关系的自测法

一般来说，一对同甘共苦，相濡以沫的老夫妻家庭里，能够最直接地感觉到人间的温馨和亲人的体贴。几十年来，老夫妻俩在困境、逆境中相互鼓励；委屈、烦恼时有人慰藉；事业发达时有人分享。在这样宽松、祥和的家庭环境中，自然会生活得井井有条、轻松愉快，子女孝顺，老夫妻恩爱，安享晚年。

但是，不是所有老夫妻的家庭都是恩爱、和睦、美满的。恩爱的夫妻关系，要夫妻双方或有一方具有超寻常的忍耐力，超宽广的胸襟，才能维持家庭的稳定与幸福。然而，这些往往是老夫妻俩所最珍贵的精神，也是现代新潮夫妻所最为缺乏的品质。

人间有各有种各样的夫妻，也有各式各样的夫妻关系。有人说，夫妻关系的亲密、幸福程度，只有夫妻双方心领，无法用其他什么方法进行"测量"。国内外很多婚姻问题专家、心理学科研作者、重视家庭关系研究的工作者，根据多年的研究资料，并运用了有关婚姻、家庭、心理、医学、社会、统计等方面的知识，编制出一套"夫妻关系的自测方法"，一定程度上能客观地反映出夫妻之间的亲密、幸福程

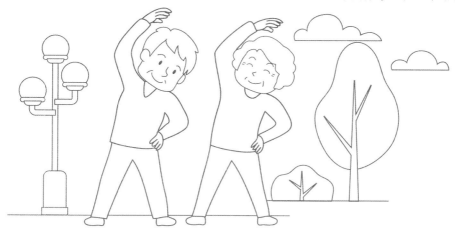

度，也能客观地反映出夫妻之间所存在的种种障碍。因此，要使家庭美满幸福，就要经常不断测试，不断调适夫妻关系，这样才能使爱情之花永不凋谢。美国家庭、婚姻专家戴维·斯麦托说："一旦夫妻双方知道他们的婚姻在哪里停滞不前，他们就应该努力地去调适夫妻关系，去推动它。夫妻关系自测法已经表明，婚姻生活是否能够日益美满的关键，就看夫妻俩如何努力了。"

下面就介绍一些适合我国国情的老年夫妻的"夫妻关系自测法"。

一　夫妻关系自测法

一些婚姻问题专家、心理学教授编制了如下一套"夫妻关系自测方法"，照此方法去测，在一定程度上能客观地反映出夫妻之间的亲密、幸福程度，也能客观地反映出夫妻之间所存在的种种问题，老夫老妻不妨一试。

先准备好纸笔，然后把下面 30 道题中与你的感情和实际表现相符或基本相符的题，按编号记录下来。另外，还要从实际出发，在需要你填空的地方填上事实。

1. 当老伴与我分开生活几天时，我常常想念他。但当我们又在一起时，不知道为什么，我又有一种寂寞、孤独的感觉。

2. 我从来没有对老伴撒过谎。

3. 我经常想这么一个问题。假如我和另外一个人结婚，我是否会更幸福一些。

4. 当别人利用或驱使老伴去做什么事时，我感到很伤心。

5. 老伴比我好，我不如他（她）。

6. 当老夫妻俩单独在一起时，我总感到似乎很难找到什么可谈的内容，常常保持沉默或者谈的都是老一套无味的话。

7. 我们俩从不打架。

8. 我不喜欢老伴插手我个人的事，或者替我承担我的事。不论什么我个人的事，事无巨细我都自己去做。

9. 我感到很幸运的是，老伴选择了我，因为他比我更令人满意。

10. 我们之间没什么秘密互相隐瞒。

11. 当老伴因感情感到烦躁不安时，我总是给他（她）提出有助于解决问题的建议。

12. 我喜欢和老伴在一起进行的三项活动是（　　　）、（　　　）、（　　　）。

13. 我无法想象从现在起的十年里，我和老伴的生活会是个什么样子。

14. 我需要保护我们的孩子，以免老伴不公正地对待我和他们。

15. 如果我老老实实的告诉老伴，我和他（她）曾经在年轻谈情说爱时，我喜欢些什么，而他却表现很不自然，我们的生活就会失去浪漫色彩。

16. 我和老伴绝不应该无缘无故地离开对方外出，因为我们要一起生活。

17. 我们俩很少吵架，但是一旦我们吵架，常常需要几天的时间来消除吵架带来的痛苦。

18. 我避免向老伴谈起自己缺点和身体上的缺陷，因为这样做，总是令人难堪的。

19. 老伴对自己的爱好，或者对我们孩子比我对他（她）更为重要。

20. 我们经常因为某些小事（如回来迟了）吵架，而且吵架不断升级。

21. 最使老伴不安和担心的三件事是（　　　）、（　　　）、（　　　）。

22. 在大多数情况下，我能知道老伴要说的话，而且我几乎能马上接过话头，把他（她）要讲的话一口气讲完。

23. 我不愿意在没有老伴陪同的情况下，出席各种社交活动。

24. 我宁愿和老伴待在一起，什么事也不做，也不愿意他（她）不在时，自己一人去参加有趣的活动。

25. 我从来没有想入非非地想象过要去和别人谈情说爱，或者同别人一起生活。

26. 一旦我和老伴立下的山盟海誓，遭到对方的破坏，我们的婚姻就会无可挽救地破裂。

27. 回忆起我和老伴在婚后制订了各自的计划，当我们双方在指定的范围内行事时，我们的计划完成得最有成效。

28. 当老伴做了使我生气的事时，我总是保持沉默，以避免伤害他（她）的感情。

29. 我期望着孩子成家立业后能自立。

30. 我从来没有对老伴所显现出来的智慧表示过怀疑。

老夫妻俩各自答完三十道题后，可以坐下来对答案进行讨论。

假如你的情况符合第2、第7、第10、第23、第24、第25、第30道题，这就表明你对夫妻关系的期望很可能是不现实的。因为这几条的内容，集中体现了很多人对婚姻所抱的幻想。

例如，婚姻始终是夫妻双方感情需要的最高形式，它可以是使其他人际关系和社会活动处于无关紧要的从属的地位；婚姻是将夫妻融为一体的巨大力量等，这种幻想式的夫妻关系，并不可能是幸福美满的婚姻。

假如你的情况符合第1、第6、第12、第16、第23、第24道题，这是检查个人对待老伴的情况，以及老伴在婚后给自己带来的苦与乐的。假如你的情况符合第1或第6道题所说的，或者你不能完成第12道题，你很可能感到婚后生活仍然孤独。当上述情况发生时，你和老伴需要增加相处的时间，加强互相间的交流，互相再次深入认识对方，认真衡量相互间一切，特别是感情的基础是否扎实。

假如你的情况符合第16、第23、第24道题说的，则有可能表示你在夫妻关系方面采取了过分的态度。夫妻间有时要有地理上的距离，也就是说可以短时间（几天）互相离开，这在一定程度上可以减少或避免夫妻间的矛盾。

第2、第7、第8、第10、第15、第17、第18、第20、第21、第28道题是研究夫妻间感情交流方法的。假如你的情况符合第8、第15、第17、第18、第20、第28道题所说的时，就可能表明你本来打算去享受人的各种感情，而实际上并没有做到，因而内心深处积压着愤懑和怨恨。第21道题，假如夫妻双方能正确地说出对方三个最大忧虑中的两个，那么就表明相互间的了解有一定深度，这有助于进一步加强双方的感情。假如有一方一个忧虑都说不对，这就太成问题了。另外，要是你的情况符合第 2、第 10 道题所说的，那么你也应该清楚知道自己为什么能这样。

成功的婚姻离不开互相尊重，假如你的情况符合第 4、第 11、第 14、第 22 道题说的，你可以问问自己，你是否真正赞赏老伴应酬公私事务和处理问题的能力。第 27 道题说的，如与你的情况相符，表明你对待老伴缺乏灵活性，往往是你占据主导地位，让他（她）跟着你的"指挥棒"转。这时你可认真地回顾过去，看一看你是否给予老伴真正属于他（她）的空间和自由。

第 5、第 9、第 18、第 19、第 23、第 24 道题描述的，都是夫妻一方的感情和心理。如果其中 4 道题或 4 道题以上说的符合你的情况，你应思考一下是否对自己的评价过低，是否对自己在夫妻生活中所做出的贡献，没有一个清醒即正确的评估。

这项测验，假如能使你自己对婚姻现状有一个更清晰的认识，那就请你面对现实，使不美满的婚姻日趋美满，使美满的婚姻更加美满。

二　你了解老伴多少

夫妻之间，无论结婚多久，生活多么美满，相互间也会有一些不了解的地方。了解爱人的经历、习惯、偏爱是很重要的，因为了解就是关心的表现。互相关心正是夫妻感情融洽的渠道。印度著名文学家、哲学家泰戈尔在晚年的时候，曾说过这样一句话："爱情是了解的别名。"夫妻之间的了解，无疑首先要注意思想感情上的一致，没有这方面的志同道合，日常生活上的了解也是很难做到的。即使做到了，也未必能使夫妻关系融洽。

夫妻生活大部分是在家庭中度过的，有的夫妻也许会感到奇怪，天天生活在一起的爱人，难道还会有不了解的吗？其实未必。心理学家曾经设计了 30 个问题，请一些已婚者回答，结果全部答出的还不到十分之一。有些生活问题看来很小，如爱人喜欢吃什么菜，爱读哪一本书，爱看哪些电影？你注意不注意，给对方心理上的感受却是不一样的。你不注意，对方就会感到你心中没有他（她）。如果你注意了，对方就会认为你心中常常想着她，这样双方的心理就沟通了，感情也会逐步深化。

老夫妻俩对这 30 个问题各试作一答：

1. 最近他（她）在生活中心情舒畅吗？

2. 最适合他（她）干的事是什么？

3. 近来他（她）关心什么问题？

4. 最近他（她）读的是哪本书？

5. 他（她）看报纸最先看哪一版？

6. 他（她）最喜欢读哪一类书？

7. 他（她）喜欢看哪一类电影、电视或戏剧？

8. 电视节目中他（她）最爱看的是什么？

9. 如果是星期天让老伴自己安排，他（她）首先选择什么？

10. 什么事情能使他（她）废寝忘食？

11. 他（她）最好的朋友是谁？

12. 他（她）最讨厌哪一种人？

13. 他（她）愿意干什么家务？

14. 做事的质量与速度发生矛盾时，他（她）选择什么？

15. 他（她）最怀念过去的哪一位朋友？

16. 在你亲戚中他（她）最喜欢哪一位？

17. 一年来，他（她）最愉快的是什么？

18. 一年来，他（她）最不愉快的是什么？

19. 他（她）认为引起家庭矛盾的常见原因是什么？

20. 在什么情况下，他（她）容易发脾气？

21. 他（她）对你本人最大的意见是什么？

22. 老伴的主要优点和缺点是什么？

23. 最近一直生病，他（她）吃什么药，需要常备些什么药？

24. 他（她）有没有身体虚弱，应该进补些什么？

25. 他（她）最爱上哪儿玩？

26. 他（她）最欣赏自己哪一张照片？

27. 他（她）最爱吃什么菜肴和水果？

28. 他（她）最爱听什么话，最不爱听什么话？

29. 吃、穿、用、玩、旅游、储蓄，他（她）最喜欢哪一样？

30. 他（她）对未来有什么想法？

在上述30个问题中，如果你能答出26个以上，表明你对老伴十分了解。如果你能答出21～25个，表明你对老伴比较了解。如果你15个都答不上来，那么只能说你对老伴的关心程度需要考虑了。当然，这30个问题并不能包括对老伴的全面了解。但是，这些问题都答对了，你老伴的其他方面，想必你多半也是了解的。

人们常常赞美、羡慕经过大风大浪考验的爱情，但是，更多的爱情不一定会遇到很大的波折，那么爱情是不是就不能巩固和发展了呢？不是。夫妻之间注意日常生活中的互相了解和关心，正是增进感情的一条有效途径。愿我们都来注意这个问题。

三　老妈给老爸评分

你对自己的丈夫满意吗？请回答心理学家设计的下列20个问题，每个问题都有"是"（A）、"似是而非"（B）、"否"（C）三种答案，你可任选一种。不过在你回答问题时，务必不要带有情绪，而要力求客观、公正。

题目：

1. 当你向她倾诉心事时，她是否嫌你唠叨？

2. 当他的心情不好时，是否把气往你身上出？

3. 当你急需他帮助时，他是否无动于衷？

4. 你十分喜欢，而他兴趣不大的事情，他是否能和你一起去做？

5. 对你的缺点、弱点，他是否经常嘲笑？

6. 在你做家务忙不过来时，他是袖手旁观，不过来帮助你吗？

7. 他经常询问关心你的身体吗？

8. 当你心情不好时，他是否能谅解你？

9. 当你跟邻居或者子女有矛盾时，他是一味偏袒你，而不是劝你冷静对待的吗？

10. 他认为教育第三代仅仅是你的事情吗？

11. 他对你教育第三代的方法有不同看法时，常常当着孩子面指责你吗？

12. 在工作上他曾有进取精神和事业心吗？

13. 在你和他发生矛盾时，他希望子女站在他那一边吗？

14. 他是否有不良嗜好（如酗酒嗜烟）？

15. 他做事情喜欢独断独行吗？

16. 他认为掌管家庭经济与妻子无关吗？

17. 他喜欢责怪人吗，尤其是在事不如意的时候？

18. 他经常不是和你，而是和自己的朋友度过闲暇时间吗？

19. 他对你的亲戚态度冷淡吗？

20. 他在你身边，你是否有一种安全感？

计分标准

题号/得分	1	2	3	4	5	6	7	8	9	10	11	12	13	14	15	16	17	18	19	20
答案A	0	0	0	4	0	0	2	4	0	0	0	6	0	0	0	0	0	0	0	6
答案B	2	1	1	2	2	2	1	2	2	2	2	3	1	2	1	1	2	2	1	3
答案C	4	2	2	0	4	4	0	0	4	4	4	0	2	4	2	4	4	4	2	0

（若有恶习，如赌博扣10分）

结果：

当你的丈夫的得分在：

60分以上，他可以说是一个模范丈夫；

50～59分，他是一个通情达理，比较理想的丈夫；

35～49分，他是一个过得去的丈夫；

20～34分，他是一个不讨你喜欢的丈夫；

20分以下，你对他的意见肯定很多。若不及时调适你们的关系，感情的破裂在所难免。

当然，上述20个问题也可以请你的丈夫自己打分，然后比较一下你们的结果。你们双方打分都低的项目，这是你丈夫的缺点所在；你们双方打分都高的项目，则是你丈夫表现不错的地方。你的打分比他低的项目，说明你们双方的看法有分歧，不妨听听他的意见，讲讲你的看法，然后心平气和地进行一番讨论，这对于改善你们的关系有好处。至于你的打分比他高的项目，说明在生活的这些方面，你的丈夫颇有些"严于律己"精神，这对你来说，或许是求之不得的吧！

四　老爸给老妈评分

家庭的幸福，取决于夫妻双方的共同努力。丈夫与妻子的生理、心理条件有所不同，在家庭中所起的作用，一般说来也有些差别。所以，对于妻子的要求同对于丈夫的要求也并不完全一致。

下面 20 题是心理学家设计用来给你的妻子打分的，其中一小部分是与"给丈夫打分"的试题相同。每道试题也都有"是"（A）；"似是非是"（B）；"否"（C）三种答案，请你任选一种。同样，你在回答时，也要注意公正、客观，不要带有一时的情绪。

题目：

1. 她是否经常督促、鼓励你要在事业上积极上进？

2. 当你因为忙于社会工作或其他事，而一时无暇顾及家务时，她是否埋怨你？

3. 你十分喜欢，而她兴趣不大的事情，她愿意和你一起去做吗？

4. 她是否与别人说你们家是"妻管严"而感到高兴？

5. 她善于烹调吗？

6. 她的虚荣心严重吗？

7. 她同邻居能否和睦相处？

8. 她对你的行为经常不信任吗？

9. 当你心情不好时，她能否谅解你？

10. 她经常询问、关心你的身体吗？

11. 她在你的身边，你做事情是否格外有劲？

12. 她溺爱子女吗？

13. 当你管教子女时，她偏袒孩子吗？

14. 她经常指责你不会做家务吗？

15. 她对你的亲戚态度冷淡吗？

16. 当你们发生意见分歧时，她总要你服从她吗？

17. 她常常因为小事发脾气吗？

18. 她喜欢和你共同活动吗？

19. 她善于体察你的心理活动吗？

20. 当你和她暂时分离时，是否感到若有所失？

计分标准

题号/得分	1	2	3	4	5	6	7	8	9	10	11	12	13	14	15	16	17	18	19	20
答案 A	6	0	4	0	2	0	2	0	0	2	6	0	0	0	0	0	0	2	4	6
答案 B	3	2	2	1	1	2	1	2	2	1	3	2	2	1	1	1	2	1	2	3
答案 C	0	4	0	2	0	4	0	4	4	0	0	4	4	2	2	2	4	0	0	0

结果：

当你的妻子的得分在：

60 分以上，她可以说是一个模范妻子；

50～59 分，她是一个通情达理，比较理想的妻子；

35～49 分，她是一个过得去的妻子；

20～34 分，她是一个不讨你喜欢的妻子；

20 分以下，你对他的意见肯定很多。若不及时调适你们的关系，感情的破裂恐怕在所难免。

在给你的妻子打分以后，最好也请她自己打分，然后比较你们的评分情况。评分相似的项目，观点比较容易一致；评分差距较大的项目，通过心平气和地耐心讨论，或许会找到调适夫妻关系的潜力所在。世间万物都在变动之中，妻子、丈夫的相互满意程度，也完全可以在双方的共同努力之下得到提高。

五　你是好老爸吗

老夫妻中，有的丈夫几十年来都是饭来张口、衣来伸手的，退休后依样如此，两耳不闻家里事……

理想的恩爱夫妻，丈夫必须能独立清理自己的生活（个别失能或半失能的老夫除外）。

请老爸自测一下，自己是个好老爸吗？

1. 你知道自己的外套、袜子和内衣的放置地方吗？　　　　是；否。
2. 你会使用吸尘器或者经常用拖把拖地吗？　　　　　　是；否。
3. 你知道你家吃的大米价格吗？　　　　　　　　　　　是；否。
4. 你会做饭吗？　　　　　　　　　　　　　　　　　　是；否。
5. 你会做 3 个以上的菜吗？　　　　　　　　　　　　　是；否。
6. 你饭后洗碗、整理餐桌吗？　　　　　　　　　　　　是；否。
7. 你使用过洗衣机吗？　　　　　　　　　　　　　　　是；否。
8. 你知道收集垃圾的时间吗？（或你平时倒垃圾吗？）　是；否。
9. 你打扫、洗刷过浴室吗？　　　　　　　　　　　　　是；否。
10. 你知道户籍簿以及证券、印章等，放在哪儿吗？　　是；否。
11. 你每周与家人共进晚餐有 3 次以上吗？　　　　　　是；否。
12. 你知道儿子或女儿 3 个以上朋友的名字吗？　　　　是；否。
13. 你会关注电视或报刊上家庭生活栏目吗？　　　　　是；否。
14. 你有业余爱好，并坚持下去吗？　　　　　　　　　是；否。
15. 你同老伴每天谈话有一个小时以上吗？（或者你同老伴每天
　　至少亲热 5 分钟以上吗？）　　　　　　　　　　　是；否。

评分规则：

15 个问题中，你若答"是"得一分；若答"否"得零分。

结果分析：

得分为 10～15 分，你是个自立较强的"现代型"好丈夫。

得分为 6～9 分，你是自立度一般的"自我服务型"丈夫。

得分为 5 分以下，你是自立度差的"产业废物型"丈夫。

在做完自我测试后，为尽量避免你向更加负面方向发展，以至在老龄化社会中成为社会"废物"，应加强以下几方面努力：做助人为乐的老人；经常下厨房；自己安排洗盥善于家计；时常整理室内外环境；努力争取当一个好丈夫。

当老妻的总想知道自己算不算是个好妻子？那么，就请看下面 10 个问题，并从 3 个现成的答案里，挑选出一个符合自己思想、言行的答案。

1. 假如你知道丈夫对你撒谎。

　　a. 请他道歉；

　　b. 做出根本不知道他撒谎的样子；

　　c. 把自己当时想的什么全说出来。

2. 假如丈夫忘记了你们的结婚纪念日。

　　a. 感到难受，很久都不同他说话；

　　b. 把这个日子明显地写在丈夫能经常看到的地方；

　　c. 把丈夫责备一通。

3. 当你刚把家中地板擦干净，他从外面回来，穿着带泥的鞋子在房里走来走去。

　　a. 叫他站住快脱下带泥的鞋子，或帮他把鞋上泥擦干净；

　　b. 指着他弄脏的地方要他打扫干净；

　　c. 想想自己也会弄脏地板的，算了。

4. 清晨丈夫外出散步时，他上衣的纽扣掉了，而回家时纽扣又缝上了。

　　a. 我会因为纽扣不是我缝上的，而不自在；

　　b. 请他把这件事讲清楚；

　　c. 我对这类小事不去理会。

5. 最近这段时间，丈夫对你表现格外亲热。

　　a. 对他也报以格外温存；

　　b. 我力求弄清楚他对我犯了什么过错；

　　c. 我趁这个机会谈谈我最想要办的一件事情。

6. 你送给丈夫一件衣服，可是他偏不喜欢。

　　a. 竭力劝丈夫去商店换一件；

b. 既然我认为在这个方面比他会鉴赏，就会使他确信这件衣服对他很合适；

c. 马上去商店把衣服退掉。

7. 在别人家里做客时，丈夫当着你的面向另一位妇人大献殷勤。

a. 努力使这件事化为笑谈；

b. 做出一副不在乎的样子，回到家里再力求弄清他俩的关系；

c. 当场就呵斥他。

8. 你发现丈夫原本浓密的头发，变得稀疏或秃顶时。

a. 说这毫不影响外表，可暗地悄悄向医生请教怎么办；

b. 要他去医院咨询；

c. 在家庭争吵中，含沙射影的挖苦他。

9. 最近时期丈夫回来得很晚，又心不在焉，容易发脾气。

a. 使他开诚布公地谈出心里话，并进行帮助；

b. 想方设法检查他是否有了外遇；

c. 警告他再这样就离婚。

10. 丈夫做出了值得称赞、真正的男子汉行为时，你对此又如何评价？

a. 对他的行为作出应有的肯定评价；

b. 他值得受奖；

c. 认为这不过是偶然的事情。

评分规则：

共 10 道题，每题回答选择"a"得 1 分；选择"b"得 2 分；选择"c"得 3 分。

结果分析：

分数在 15 分以下，说明你是善良、温柔、体贴的好妻子。能深谙男人的心理，你的情感很有分寸。你善于维护家庭的和睦和安宁，善于保持夫妻间的互相信任和恩爱。

分数在 16～25 分，说明你内心还是爱你丈夫的，想和他长期相处。可是，你往往对他声色俱厉会伤他的心。

分数在 25 分以上，说明你同丈夫的关系有问题，从你的回答来看你有过错，往往有些时候失去应有的理智，而你却总是我行我素、固执己见，这样下去夫妻关系会产生严重问题。

七　老爸老妈会处理夫妻关系吗

老爸老妈间关系是家庭中各种关系的核心。老夫妻相处融洽，其他的关系就比较容易处理。生活中，令人羡慕的夫妻关系确实不少，令人心烦的夫妻关系也屡见不鲜。然而，又有谁不愿意生活在温暖的家庭之中，沐浴于甜情蜜意的夫妻恩爱中呢？

有的老爸（或老妈）经常抱怨老妈（或老爸）不理想。不合自己的心意，其实，在许多时候，责任并不完全在老妈（或老爸）一边。做丈夫的（或妻子的）不懂得妻子（或丈夫）的心理，行为偏颇，甚至失当，往往是造成夫妻关系不快的重要原因。处理夫妻关系也要有一定学问，要有艺术，不然的话，夫妻关系就会经常"晴转多云到阴"。

老爸老妈不妨各做一下心理学家所设计的测验题，就可以了解自己处理夫妻关系的水平了。

1. 节日里，家里来了不少亲朋好友，你老爸（或老妈下同），在众人面前讲了一句使你难堪的话，于是你就：

　　a. 立即反击，使他（她，下同）更难堪；

　　b. 当场不发作，事后同他大吵；

　　c. 就当他开玩笑，或转移话题，似乎没有听清这句话。

2. 丈夫不同你商量就自作主张买了一件价格昂贵又不合自己心意的东西，于是你就：

　　a. 一定要他去退掉，否则不罢休；

　　b. 以后自己买东西也不同丈夫商量；

　　c. 表示自己喜欢这件东西，买来也无妨，不过希望以后事先最好有个商量。

3. 丈夫遇到不愉快的事情，回家后心情很烦，你主动同他说话，他却表示希望独自呆一会，于是你就：

a. 不再搭理他；

b. 先走开，过些时候递给他一杯茶，询问他是："否愿意出去散散步或看场电影。"

c. 缠着他，一定要他把这事情讲给你听。

4. 丈夫不慎丢失了钱包，回来后把事情经过告诉了你，于是你就：

a. 安慰丈夫以后注意就是了；

b. 要丈夫想办法"堤内损失堤外补"；

c. 对丈夫埋怨、责怪不停，以后遇机会就提起此事。

5. 星期天丈夫说到朋友家去聚会，直到很晚才回来，于是你就：

a. 自管自睡了，对丈夫不理不睬；

b. 盘问丈夫到底到哪里去了；

c. 为丈夫准备好漱洗用具、睡衣裤，问他这一天过得是否愉快。

6. 你生日那天，丈夫送给你一件礼物，但你感到不合意，于是你就：

a. 留下这件礼物，提醒自己别辜负了丈夫的一片好心；

b. 显得很高兴的样子，事后却把东西退掉或转送别人；

c. 表示对这件礼物不满意。

7. 你丈夫酷爱整洁，把你折叠的被子或衣服，重新折叠得整整齐齐，棱角分明，而你却不太注意这些，这种分歧给你们带来了磨擦，于是你就：

a. 试着完全改变自己的生活习惯，因为整洁总比杂乱好；

b. 我行我素，只当没看见；

c. 把使他最恼火的地方整理好。

8. 如果家里是你掌勺的话，丈夫曾几次委婉地表示你烧的菜太咸，于是你就：

a. 迁就他的口味；

b. 不理睬他，继续这样烧；

c. 他爱吃的菜，按他的口味烧。你爱吃的按你的口味烧。

9. 过去一直是你烧饭做菜，近来他表示对烹调也有兴趣，愿意以后由他来烧，但你怀疑他的能力，于是你就：

　　a. 说他心血来，不自量力，不理会他的要求；

　　b. 帮助他掌握烹调技术；

　　c. 撒手不管，落得自己轻松。

10. 丈夫感冒发热初愈。这一天，天气特别暖和，他要外出，脱去了一件毛衣，于是你就：

　　a. 一定要丈夫穿上，不管他怎样解释；

　　b. 要他把毛衣带上，以防天气转变；

　　c. 随他去。

心理学家意见：

1. 选 c 好。既不冲淡节日气氛，又显出自己很有涵养，事后爱人多半会因失言而感到内疚。

2. 选 c 为好。既尊重了爱人的权利，不使爱人为难，又表明了自己的态度，避免以后发生类似可能引起不快的事情。上述两题如果你都选中 a，那么易使对方产生逆反心理，同你更对立。

3. 选 b 为好。人的情绪的稳定，有时需要他人的帮助，不过要选择对方能够接受的时机。

4. 选 a 为好。这种"合理化"的方式，能够优化人的情绪，常使对方把你的宽慰铭记在心。

如果你对 3、4 题都选择了 c，唠叨不休的做法，只会使爱人更加心烦，情绪更加恶化，对事情的解决丝毫无补。

5. 选 c 为好。表示对爱人的信任、关心和体贴。要相信你的关怀之情迟早会得到爱人的回报的。

6. 选 a 为好。"礼轻情义重"，对于老伴的一片好心，不应泼冷水，即使不合心意，也是一种感情的纪念嘛。

如果你对 5、6 题的选择都是 b。那么你在同爱人的相处中就多少有点猜疑，自作聪明地对待爱人的感情，常常会刺伤对方的心灵。

7. 选 c 为好。这类看似鸡毛蒜皮的小事，到头来常会变成夫妻龃龉的重要原因，所以要学会要妥协。当然，完全改变自己的生活习惯也不必。对于老夫妻双方来说，都要有妥协和忍让的义务。

8. 选 c 为好。道理实际上同第 7 题是一样的。

如果你对 7、8 题的选择都是 b，只当没看见或不听对方抱怨，都不能使分歧消失，相反常使小问题发展成大问题。

9. 选 b 为好。满足爱人的正当要求，是融洽夫妻关系的有效途径。

10. 选 b 为好，对爱人的关心不要变成对爱人的管头管脚，你的好心应使丈夫容易接受。

如果你对 9、10 题的选择都是 a，那么你应考虑自己平时的行为是否有包办代替、过分的不放心，这会使爱人郁闷而离开自己的安乐窝。心地善良，方法不当，有时也会适得其反。

在现实生活中，"从没红过脸，拌过嘴"的夫妻，毕竟是少数，有的夫妻采取了正确的处理方法，妥善地解决了矛盾；有的夫妻没有学会解决矛盾的方法，矛盾像滚雪球一样越来越多，就会经常吵吵闹闹，家庭不得安宁。

上面测试老爸老妈各自的答案，同心理学家的意见，是否大部分相吻合？如果不太理想，并不要紧，因为心理学家的意见是一般而言的，在具体情况下，或许你原先的做法未必带来不很美妙的现状，因此还需要从你的实际出发。当然更多的情况可能是你的现状不很如意，那就参照心理学家的意见，应当调整你今后的行动吧。

八　老爸老妈快乐吗

老人在家里是否感到快乐？如果你不能确切地回答，请你回答下列问题来测试一下：

家庭

1. 不吵不闹；

2. 不要强硬改造你的老伴；

3. 不居高临下地批评老伴；

4. 给老伴以真诚的钦佩；

5. 注意小节；

6. 应当对老伴温存体贴；

7. 读一本好的适合老夫妻性爱指导的书籍。

老爸

1. 你仍然向你的老妻"献殷勤"，时常买一点喜爱的东西赠给她，在她的生日和你们结婚纪念日送礼物，或时常作出她意料之外的温存。

2. 你十分谨慎，决不当着别人的面批评她。

3. 你努力了解她生理、心理变化的特点，并帮助她度过疲乏、烦躁和易怒的时刻。

4. 你至少有一半的消遣时间与她相处。

5. 你很机警地避免将她持家和做菜的本领，和你朋友的妻子相比较，除非她的本领胜过她们。

6. 你能让她与别的男子交往，并接受别人的款待，而无嫉妒的表示。

7. 你总留心找机会去夸奖她，并表示你对她的钦佩。

8. 她为你做的小事情，如缝衣服、钉纽扣等，你都流露出谢意。

老妈

1. 你给老伴以充分的自由，去干他喜欢干的事，并避免批评他的正常交际。

2. 你抓住老伴的心，从抓住他的胃开始，时常变换饭菜，使他坐在饭桌旁边，料不到将吃什么。

3. 你对老伴的爱好也同样有着兴趣，可以常相互讨论，并给他帮助。

4. 看到别人比自家富裕时，决不埋怨老伴，不与别人比较。

5. 你特别努力与老伴的亲友和睦相处。

6. 你对于衣着的式样颜色，顾及你老伴的好感。

7. 在与你老伴意见有分歧时，为和睦起见你能容让。

8. 你努力学习老伴所爱好的娱乐，可常常在一起消遣。

以上问题，夫妻双方，"家庭"部分，都要回答"是"或"不是"，然后再回答下一部分中属于自己的 8 题。

在这 15 题中，"是"如占 12 题以上，你的家庭肯定是快乐幸福的。如果有 8～11 题属于"是"，则你的老夫老妻家庭基本快乐。如果"是"只有 7 题及以下，那就要奉劝你，为了你和老伴的精神健康和家庭幸福，该改变一下你的生活态度，如果你能坚持一年半载，那你一定会得益匪浅。

老爸老妈感情要不断"充电"

人们都追求美满的家庭生活，其中起决定性作用的是家庭中的夫妻关系，这是家庭的基础和核心。我国社会学家费孝通先生说："夫妻关系是人和人关系中最需要契洽的一种，因为他们在生活上所共同接触的方方面面太多了，他们在生活上互相依赖的程度太深了。"

人生的道路是坎坷不平的，当老夫妻俩携手同行，风雨共舟，经历了人生的峰顶之后，把生活的"航船"驶入到人生的晚年"港湾"。由于那些经不起风浪冲击的婚姻早已破裂，留下来的大多数是较为美满的婚姻。他们长期相处，共同生活了几十年，如今子女大多成家，有的还添了第三代，正在享受着天伦之乐，大多数老年夫妻建立了巩固的家庭关系。

英国理查德·C·克伦塔尔的《老年学》一书中，书中的研究资料

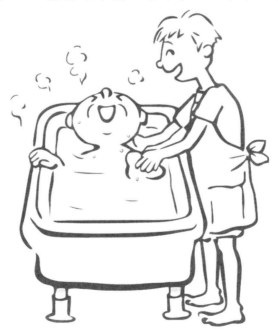

表明：有 45％ 的老年人认为他们的夫妻关系比以前更美满了；有 31％ 的老年人认为和以往一样美满；有 14％ 的老年人认为没有什么变化；只有 4％ 的老年人认为跟以前一样糟糕；有 6％ 的老年人认为比以前更坏。

在我国，大多数老年人对他们的夫妻关系也是满意的，尽管他们也有坎坷经历，夫妻的感情基础是在风风雨雨的过程中培养出来的，然而随着时光的流逝，老夫妻间共同经历的酸甜苦辣越多，他们之间感情越深厚，像一瓶陈年的"美酒"。

上海市老年协会曾对 164 名有一定文化的离退休老人，进行过老年夫妻关系的社会调查，根据老夫妻之间是否相互关心、是否经常争吵、感情是否融洽，三项指标将老年夫妻关系分为亲密、较亲密、一般、较紧张四型，其中亲密占 48％；较亲密占 29％；一般占 19％；较紧张占 4％。

一　老夫妻家庭关系的 8 个阶段

我国社会学家费孝通先生说："夫妻关系是人和人关系中最需要契洽的一种，因为他们在生活上所接触的方方面面太多了，他们在生活上互相依赖的程度太深了。"家庭从结婚开始，到夫妇俩相继去世，好像一个生命周期。一般来讲，一个家庭的生命周期可分为 8 个阶段：①从结婚到第一个孩子出生。②从第一个孩子出生到他两岁半。③第一个孩子 6 岁左右，为学龄前子女在家阶段。④第一个孩子 13 岁左右，为学龄子女在家阶段。⑤第一个孩子从 13～20 岁间，为少年子女在家阶段。⑥孩子结婚离家，为子女离家阶段。⑦无子女在家同居的"空巢"时期，为中年父母阶段。⑧老年父母阶段，从两人退休到死亡。

以上 8 个阶段，每一个阶段的角色要求是不同的，因此夫妇双方以及与家庭其他成员之间调适关系的方式也有所不同。许多家庭社会学家认为，在 8 个阶段里，第 1 阶段最容易发生离婚，第 7 阶段容易产生空虚的消极心理，而在第 8 阶段，老年人可以重新享受家庭生活的快乐，是家庭的"第二青春期"。夫妻俩对婚姻的满意程度，第1阶段开始时最高，然后逐渐下降，至第7阶段中期最低，然后开始回升，到第8阶段有了明显提高。

退休是第8阶段的开始。老夫妻在家庭生活中，随着有些角色的改变将有助于老夫妻更好地享受家庭生活的乐趣。例如，老年男人改变了角色，退休后会分担家务。如一起打扫房间，一起外出购物等。如果老夫妻一方有严重的疾病，也使老伴在退休后，有更多时间陪伴、照顾，使老夫妻更为相互体贴。无疑，在老年家庭中，夫妇两人的关系是最紧密的，成为两个相依为命的"老伴"。

<h2>二 "第二青春期"</h2>

老年人退休后，可以重新享受家庭生活的快乐，是家庭的"第二青春期"。老夫妻在家庭生活中，随着有些角色的改变，将有助于老夫妻更好地享受家庭生活的乐趣。例如，老年男人改变了角色，如一起打扫房间、一起外出购物，等等。如果老夫妻一方有严重的疾病，也会使老伴在退休后，有更多时间陪伴和照顾，使老夫妻俩更为相互体贴。无疑，在老年家庭中，老夫妻两人的关系是最紧密的，成为两个相依为命的伴侣。

据国内报道，曾有老年学研究者对老干部、老教师和老工人分别做过调查。在老干部中，大多数人对自己的夫妻关系感到满意，调查结果答作"互相信任""互相疼爱""情投意合"，"心心相印""互相照顾""相依为命""共同料理家务事"等占大多数。夫妻关系不好、离婚、分居或经常吵架的只占3.8％。丧偶或未做回答的为13.2％。在老教师和老工人中，对这个问题答作"满意"的百分比都很高，分别为94.1％和93.7％。对"年纪大了，夫妻关系是否比以前更亲密"这一问题作肯定回答的百分比也相当高，分别为72％和83％。"关系冷淡""经常吵闹""非常不愉快的"，老教师中占3.6％；老工人中一个也没有。可见，我国老年夫妻大多数相处是和谐的。

上述情况说明老年夫妻情感的深浅，似乎不受文化与职业的影响。

哈尔滨市社会科学研究所曾在全市退休干部中进行调查，老年人同配偶关系和谐的占 59.1％；关系一般的占 18.2％；偶有口角的占 10.5％；经常争吵的占 3.2％。有老龄问题工作者对天津市退休老年人做过调查，与老伴感情深厚的占 61.6％；感情不好的只占 2.4％。人到老年，能朝夕相处的不是别人，正是老伴。如果老夫妻关系不和经常争吵，那么，对老年人的身心健康都会产生很不利的影响。

三　目前社会老夫妻的现状

由于各对老夫妻所处的情况不同，因此家庭现状也不尽相同。

1. 经济地位的改变呈现的家庭现状：老夫妻退休后，家庭经济生活上也发生了相应的变化，老夫妻收入比以前减少。少部分老年人以前经济条件较好的，并有房产、财产和积蓄，这部分老年人有的往往成为子女在经济上争夺的对象。有一部分老夫妻要靠子女的接济过日子，老年人从能自由支配经济到失去经济的支配权。有的老夫妻退休较早，退休金较低，物价的上涨因素，使得老年人可支配的收益更为减少，在种种情况下，往往使老年人被有的子女视为负担。有的子女间还相互推诿赡养的责任，在社会上也不少见。常使得部分老年人处于一种非常尴尬，而又十分无奈的境遇。

2. 生活习惯和态度差异呈现的家庭现状：在经济条件较优裕的家庭中，孩子结了婚，儿媳或女婿进了家庭，生活习惯和生活方式的差异，往往造成适应上的问题。对年轻人来说，适应外界变化还是比较快的，由于年轻人思想活跃，容易接受新的环境；而老年人的生活习惯和行为特点，是在几十年的生活中已经形成的定势，较为固定。让老年人适应下一代，改变他们自己的生活习惯，对老年人来讲，甚至是一件很痛苦的事情。也许，他们宁愿选择跟年轻人分开生活，也不愿意改变自身的习惯。因此，自老年人退休回到家庭中开始，家庭生活已经成为他们主要的生活内容时，家庭环境中的人际关系已经成为影响他们心情和健康的重要问题。

因此，随着老年人年龄增长，他们与晚辈，尤其是子女之间的关系也发生了微妙的变化。老年人成了"顺从"的一方，而子女则成了"强势"的一方。毋庸置疑，随着年龄的增长，老年人某些生理功能会逐渐衰退，但这并不等于老年人就不会思考，没有判断能力。因此，老夫妻要根据自己的身心健康情况和家庭情况，特别慎重地选择自己的生活去向问题。

3. "空巢"老人的家庭现状：2013 年中国老龄事业发展报告中，披露我国老年人有 2.02 亿，其中空巢老年人已突破一亿大关。随着我国逐步进入老龄化社会，空巢老年人现象正成为重要的老龄问题之一。空巢老年人，即无子女或者与子女分开居住的老年人。2006 年，天津完成一项"空巢老年人的现状与未来"调研课题，结果显示：当今不少城市空巢老年人的状况不容乐观。由天津社会科学院民情研究所与天津市红桥区"老龄委"共同进行的这项调研，共入户调查了空巢老年人 3300 余人，经审核符合问卷要求的为 2600 余人。调研报告显示，空巢老年人群体与一般老年群体相比年龄偏高，70 岁以上的占到 64.5％；空巢老年人的健康状况偏差，患病的占 32.5％，行动不便者较多；丧偶的超过 44％，均比一般老年群体高。从生活状况看，受调查的空巢老年人生活水平偏低，有近 1/3 的人，居住在条件较差的环境中。

主持此次调研的天津社会科学院民情研究所老年问题专家郝麦收教授说："目前中国一些大城市，空巢家庭已占老年人家庭的 1/3 左右。这次被调查的空巢老年人中，在生活、看病、外出活动、购物、聊天等方面，很需要帮助的为 17.22％。在未来的十年，将随着独生子女的父母步入老龄阶段，空巢家庭将成为老年人家庭的主要形式，所占比例有可能会达到 90％。"

在我国广大农村，由于子女外出打工，在农村留守的空巢老年人比例也在不断上升。

目前空巢老年人问题已受到各地方政府的重视。有的城市，一个由亲属、社区构成的对空巢老年人的社会照料系统，正在不断完善，很多问题正在逐步解决。例如，老年人紧急呼叫服务、老年人就餐家庭服务、老年人就医服务、社会保障制度等。但是，老夫妻应有"着重"自我相互照顾的心理准备。

4. 老夫老妻相互依存的现状：在大部分老夫妻生活中，夫妻间的相互依存、相互支持，已经成为老人精神生活的重要部分。谈话、聊天、处理生活中的事件，老伴往往是第一对话人。无论是对大事件的评说或处理，还是生活中点点滴滴的小事，身边能进行对话的主要对象是老伴。畅谈感受、倾诉心情是人的需求，对于已经脱离社会工作的老人来讲，对谁说已经不是很重要，重要的是有人在听。另外，老伴之间是互动的，各自以自己的语言和行动来带动对方，对于延缓老化是很重要的。

老人婚后的生活习惯是逐渐形成的一种模式。不管在定型模式形成以前，老伴间谁对谁错，谁在哪方面进行了让步，定势一旦形成，往往就延续下来了。几十年延续的习惯，男方主理什么，女方主理什么，自己的哪一部分事要老伴来料理已成习惯。

生活中老夫妻间的指责，可能大多发生在日常琐事上。但是往往很快爆发，又很快熄灭。老夫妻俩既有冲突，又是不可分割的。其实，这就是大部分老年夫妻日常生活的"景观"和相互依存的现状。

四　老年夫妻的情感特征

在历经几十年的婚姻之后，老年人又回到家庭的起点——两人世界，此情此景恰似新婚，但毕竟只是此时非彼时，岁月为老年夫妻关系带来了一些新的特征：

1. 新鲜感消失：夫妻两人在几十年共同生活中，相互了解至深。在现实生活中，经常可以看到，老年人夸奖老伴，如数家珍；而批评老伴时，也一针见血，都是老夫妻间太了解之故。由此也就没有了"两人世界"的新鲜感。但是酒是越陈的越香，品味起来更醇厚、味浓、醉人。

2. 生活模式化：老年夫妻经过几十年朝夕相处，年复一年，日复一日，老夫妻关系经过不断磨合、不断调适，彼此间逐渐在生活习惯、生活方式上达成默契，日子过得"按部就班"，井然有序、平淡无奇。

现实生活中，任何平淡无奇的生活都有两种走向，一种是走向单调枯燥、索然无味；另一部是走向深沉和凝重。如有的老年夫妻即使吵架，也不再是年轻时的高喉粗嗓，而是放在心里的气，存到了深处。

3. 彼此相依为命：老年夫妻之间具有高度依赖性，相互依存，相互抚慰，相依为命，彼此的生活紧紧地联系在一起，成为不可分割的有机整体。恰如一位老人所说："老年夫妻是靠爱活着的。"日本学者对长寿村的调查发现，在长寿老人中，配偶健在的老年人的数量远远高于丧偶老人。美国老年工作者的一项统计，男性丧偶老人中，有5％的人在丧偶后半年内辞别人世，比配偶健在的同龄老人死亡率高出40％。中国人常说"少年夫妻老来伴"，老夫老妻不但是生活之伴，精神之伴，还是生命之伴。

美国林肯总统曾说过："若有女人愿意把她的命运和我浇铸在一起，不论何时，我都要尽全力使她快乐和满足，没有什么事情比我的努力遭到失败，更令我难过了。"对待夫妻关系，就该像林肯说的那般珍惜，老伴是一生中得到的最为珍贵、最为重要的"财富"。

五　老爸老妈相依中出现的矛盾

老夫妻已经共同生活了几十年，怎么也会产生矛盾呢？夫妻关系是亲密的，尤其是老年夫妻，它和一切事物一样，也孕育着矛盾。不过，老年夫妻间的矛盾不同于青年或中年夫妻间的矛盾，有它的特殊性。

一般老夫妻的矛盾主要表现在家务矛盾、经济矛盾、个性矛盾、社交矛盾、亲属矛盾、子女矛盾、性生理矛盾7个方面。其中，以子女矛盾最为多见，约占1/3，其他依次为性生理矛盾、家务矛盾、经济矛盾等。

由于夫妻两人的价值观、文化知识水平和经历等方面的不同，老夫妻对于子女问题、生活中饮食起居问题、兴趣爱好、生理需求差异等大大小小的问题，可能会出现不同的意见和想法。如果夫妻双方互不相让，就可能会造成老夫妻间冲突的原因。

有的老年夫妻表面上看起来关系和睦、风平浪静，其实心理上也不那么平静如水。更多的是由于性格和爱好的差异，看问题的角度和立足点不同，有时就会在生活中产生一些"浪花"，总是磨磨牙、打打嘴皮子"官司"。家庭生活的乐章，本来就是一首"锅碗瓢盆"的交响乐，拌拌嘴、闹闹别扭是整个乐章中的一个小插曲，无妨大碍。问题的关键是要在事情发生后，双方都不要记在心里，否则就成为一种极大的精神负担，不但于事无补，还会加深夫妻矛盾和隔阂。"百世修来同船渡，千世修来共枕眠"。夫妻是一种特殊的"缘分"，老夫妻俩要互谅互让，互敬互爱，要做好老来伴，不做"老来拌"。

老年夫妻间的矛盾是一个十分复杂的问题，既有社会的、又有生理和心理等各方面的因素所引起的。在现代老夫妻家庭生活的矛盾中，精神心理因素起着越来越大的作用，而经济因素退居次要地位。再说，随着时间的推移，老年人生理上也发生了相应的变化，性生活的协调与否，已经不在老年夫妻的各种矛盾中起最主要作用。

1. 子女矛盾：现在，中国父母对子女寄予期望值很高，而在子女身上投入的精力、财力则更大。当子女长大后，由于他们的事业发展、家庭情况不够理想，老人的期望不能如愿以偿。老人除失望感外，老夫、老妻对子女的看法可能会出现差异，从而给老夫妻间的关系也会带来麻烦。"每家都有本难念的经"，各家子女与老夫妻的情况和关系虽然不同，但是老夫妻之间为了子女的事，互相责怪是常见的，有的还成了老夫妻之间的主要矛盾。

2. 生理、心理因素引起的矛盾：老年夫妻在稳定的相依相伴生活中，由于老年期的生理、心理等各方面变化，有时也会引起一些矛盾。老年人在注意力、记忆力、听力和动作反应力等方面，都会有一些功能性退化，进而影响日常生活。例如，由于注意力、记忆力不像从前那么好，老伴交代的事过后就忘了；有时自己告诉老伴的事，自己都记不清是否说过，造成彼此之间沟通的障碍。有时这种情况会认为对方不专心、不用心，然后进一步引起对老伴的不满，以致啰嗦和抱怨，甚至引起双方的不愉快和争吵。因此，老夫老妻若能了解和认识这些因年老而引起的身心变化，那么老夫妻间的矛盾和麻烦就会迎刃而解。

随着老年人的体质下降，身体各器官功能逐渐衰退，老人就会更加关注自己的身体变化，一旦出现身体不适或疾病，极易出现心理问题，如焦虑、抑郁、恐惧、疑病等症状，这要引起老夫或老妻的重视。

如果老伴患了脑卒中，行动不能自理；或者老伴心肺功能不好，走路不能太快或太劳累；或者老伴患有糖尿病，每天要打针、吃药，还要注意调整饮食。遇到上述问题，若老年夫妻没有充分的心理准备去应对，就会出现夫妻之间的抱怨和消极心理，这样就会加重双方的矛盾。因此，长期同床共枕的老夫妻，应共同应对老伴的身心疾病与生活功能的障碍。这是夫妻的责任，也是夫妻的义务。随着年高体弱、力不从心，长期的照顾与负担，难免会影响心情与日常生活，老夫或老妻要倾注于亲情，才能够去面对现实。

少数老夫妻间，由于性功能衰退的不平衡引起性生活不协调，这种性生理的矛盾有的可发展到一方对另一方性爱的淡化，甚至把性爱转移其他方面去，这种情况也时有发生，应引起老夫妻的重视。

另外，有些老夫妻在退休前，老伴俩关系都不错，退休后关系反而显得紧张起来。究其原因有二：一是退休后生活习惯的转换，会产生一种脱离火热生活的失落感和离开群体的孤独感。二是老夫妻之间交往的时间增多了，接触的频度增加了。现代心理学告诉我们：人与人之间交往的时间多了，有更容易了解的一面，又有更容易产生矛盾的一面。过去几十年无暇顾及的家庭琐事，现在都每天每时地呈现在眼前，烦躁也纷至沓来，这样可能对老伴做的事情觉得这也不好、那也不顺心，于是容易引起矛盾和争吵。

夫妻之间志趣相投、心理相容，是增强家庭和谐气氛的必要条件。所谓志趣相投、心理相容，是指老夫妻双方在兴趣爱好、性格脾气、待人接物、生活习惯等心理个性特征与行为方式方面，取得一致或充分调适，以保证双方获得心理上最大程度的满足，使家庭充满和谐、融洽的最佳气氛。志趣相投、心理相容有利于老夫妻俩保持良好的心情和健康的情绪。老夫妻双方关系越密切，彼此的个性心理特征和行为方式也就越趋向一致，反过来又进一步增进了夫妻双方的感情。

老年人退休后空闲的时间多了，怎样度过这一段闲暇的生活呢？

这与每个老年人的心理个性特征有关。当然企求老夫妻双方在任何方面都完全一致是不可能的，也是不现实的。但是应该尽量求大同存小异，相互体谅。例如，晚饭之后老伴提出要一道去散散步，你应该乐于陪同；平时老伴提出要看戏、看电影、外出旅游，你最好也高高兴兴地一起去……如能为老伴增添一些乐趣，将使老夫妻生活过得丰富多彩、心情舒畅，夫妻恩爱就会加深。

3. 经济因素引起的矛盾：在老夫妻间的矛盾中，家庭经济的使用方面，也是矛盾的主要焦点之一。家庭经济问题，看来都不过是一些鸡毛蒜皮的小事，但是在目前的条件下，有些家庭经济还不很宽裕，所以在家庭开支方面不免会使双方"精打细算""斤斤计较"。

夫妻的经济矛盾主要有以下"热点"：

（1）家庭经济上由谁当家，如果双方都要自己说了算，矛盾就自然产生了。

（2）一方对另一方管得过紧，另一方会发生抗争。

（3）经济开支上双方缺乏商量，有些钱用得不是地方或者效果不好，引起争论。

（4）一方留私房钱，被另一方发现，影响彼此信任度而产生纠葛。

老夫妻发生经济矛盾的具体原因，不外乎以下几个方面：

（1）由于个人消费太多（如抽烟、喝酒、穿着）。

（2）赠予他人太多（包括赠予一方的父母、兄弟、姐妹、朋友或前婚子女等）。

（3）储蓄、投资与开支的比例失调。

（4）用于兴趣爱好的花费太多（如旅游、买名贵花木、收藏爱好品等）。

（5）老伴有私房钱。

（6）其他（如参加社交活动的花费；有的老人搓麻将、打牌等小支出）。

一般家庭经济收入是老夫妻双方共同努力所得，理应合理用于家庭诸成员。现实生活中，不论是双退休的职工，每月各自有固定的经济收入也好；还是老伴没有固定的经济收入，要依靠对方赡养的也好，都不应该为经济问题斤斤计较。要知道老伴为家庭操心一辈子，对家庭是有贡献的。应该说，要处理好经济上的矛盾，其实并不是一件困难的事，双方应本着相互尊重、相互谅解、相互关心的态度，在经济上不必过分认真，以免伤和气，影响到夫妻的感情。

4. 家务劳动引起的矛盾：由家务劳动引起的夫妻矛盾，也是不可忽视的。目前由于经济、社会诸多因素的制约，大多数家庭的家务劳动比较繁重，加上老年人的体力正在逐渐衰退，因此能否合理分担家务劳动，势必对老夫妻之间的关系产生很大影响。

从目前老夫妻的家务劳动情况来看，大多是妻子负担重于丈夫，这是中国传统习惯的现实反映。其实，大多数老夫妻俩在退休以前，大家都有一份自己的工作，退休以后双方的时间又很宽裕，理应双方共同负担起家务劳动。再说，妇女进入老年期以后，体力的衰退要比男子快得多，所以丈夫应该主动做家务。如果家务全部或主要由一方承担着，一方就会因疲惫不堪，而造成情绪恶化。

家务劳动引起的矛盾，除了工作量的表现外，有时也反映在家务劳动"质量"的不同评价上。比如有些夫妻，常因一方对另一方做的家务质量看不惯，总以为不干净、不称心、不满意，而产生纠纷，尤其是老妻对老夫。

老年人虽退休在家，但由于年老体衰、精力不支，也不免常因"买、汰、烧"，而在夫妻间磕磕碰碰，只要双方相容，不多计较，自然也不会酿成大问题。

5. 老夫老妻个性不同引起的矛盾：由于老夫老妻每个人的经历、文化程度、修养、生长环境等条件不同，老夫妻在气质、性格、意志、兴趣、能力等方面，就会有所差别，如夫妻一方是"急性子"，另一方是"慢性子"。夫妻相处不论各属于何种性格，都要互相包容、互相调适，互补互济。性格方面的矛盾如此，能力、兴趣方面的差异也是如此，处理得不好，就会成为感情矛盾的"策源地"。

6. 社交方面引起的矛盾：随着社会的开放、观念的更新和人们生活水平的提高，这类矛盾在夫妻生活中的比例也逐步增加。一般说来，如果夫妻双方的社交活动是共同进行的，社交本身的矛盾不会很多。

但如果社交活动占时间较多，开支多，也会诱发、激化家务和经济等其他方面的矛盾。如果夫妻双方的社交活动是分头进行的，那么不仅家务、经济等其他方面矛盾会增加，而且社交本身也会造成新的矛盾。其中，当一方社交时间过多，社交对象中有较多异性时，就会引起另一方的嫉妒和猜疑，使矛盾复杂化。

7. 亲属方面引起的矛盾：人际交往涉及感情、经济、时间等问题。老夫妻在同自己的亲属和老伴的亲属来往中，若在态度亲疏、用钱松紧、时间多少等方面，表现出明显的不同，就有可能会发生纠纷。此外，双方的亲戚对家庭带来的方便与麻烦，若有很大差别，夫妻双方又缺乏沟通、谅解、包容的精神，也会产生纠纷。

8. 退休时间差引起的矛盾：大多数老夫妻俩退休的时间有早有迟，有的甚至相差好几年。那么，就必须注意以下几种情况，可以避免矛盾的产生：

（1）如果夫妻间一方退休，而另一方仍在工作，作息时间不一致了。清晨早起了的是一个人，晚上早归的也是一个人。两人就寝的时间也不一致，一个筋疲力尽，而另一个则精力充沛。对此，双方应坐下来好好聊聊，谋求一个对双方都有利的解决办法。在周末两人一定要坚持做共同相处的事情，这时两人在时间上又可以"同步"了。

（2）倘若丈夫已退休在家，而妻子仍在工作岗位（如返聘、留任或其他聘用），做丈夫的就应该在妻子出去工作的时候，尽可能地多做一些家务。对妻子来说，也不要对丈夫所做的家务在"质量"上苛求或责怪。

（3）如果妻子已退休在家，而丈夫还在工作，妻子可以从事一些新的活动，并把过去的兴趣爱好捡起来，丰富自己的生活。

（4）如果一方已退休，而另一方还在工作，那么还在工作的一方，不要对已退休一方的自由自在，唠叨不休。

每个老年人都应该去维护老伴的自尊心，做事情切忌由着自己性子蛮干一气，否则容易使老夫妻间矛盾激化。例如，老年人在大事情上经常和老伴商量，小事情随老伴去做；老伴啰唆或埋怨时，主动避免口角，事后再作解释；老伴不小心把事办糟了，就加以安慰。这样可以避免许多争吵，减少矛盾产生；这样老夫妻间在心理上就会渐渐协调起来，就能做到互敬互爱，白头偕老。

上述 8 种常见的夫妻矛盾中，以子女、经济、家务矛盾居多。有人曾对国内 100 例老夫妻矛盾（纠纷）进行分析，结果发现因为子女造成的夫妻矛盾约占 1/3，占各类矛盾之首；家务、经济矛盾各占 20％～25％。夫妻间的个性矛盾，虽然有它独立表现的地方，但大多是渗透在家务、子女、社交等其他矛盾中，即借故表现出来。现在，社交矛盾有逐步增加的趋势；相反，随着人们生活水平的提高，亲属矛盾的比重则有下降的趋势。

六　善于发现矛盾的"先兆"

"冰冻三尺，非一日之寒"，老夫妻爱情消解，矛盾增加是逐渐发展的。若见微知著，可及早防止矛盾扩大和激化。下面列举一些老夫妻爱情消减、矛盾增加的最初迹象：

1. 对性的兴趣降低，用种种借口回避和对方亲热；对表示爱情的动作，则以"例行公事"的态度处之。

2. 脾气变得烦躁、易怒，经常在小事上挑剔，责难对方。

3. 对对方的话不耐烦，没有兴趣，故意做出与对方心愿相违的举动。

4. 故意减少双方可以共同参与的活动，把对方摒弃于自己活动圈子之外。

5. 尽量减少与对方相处的时间。如延长外出时间，故意在外流连，把留在家中的时间缩短。

6. 对异性朋友的兴趣越来越大，甚至公开表示对其他异性的爱慕。

7. 情绪方面呈现自我禁闭的现象，逐渐减少对老伴的热情举动。

8. 在公众场合中，亦会毫不忌讳地与老伴争吵，而且争吵不断升级。

9. 只考虑自己的需要和利益，以自我为中心的心态越来越明显。

上海市老年学会的"老夫妻关系的社会调查报告"指出，老夫妻之间相互尊重、相互体谅是巩固与发展夫妻关系的第一位因素，其他依次为经济公开，家务劳动合理分担，性格脾气包容，兴趣爱好相投，生活观点一致，文化修养相近，性生活协调等。

　　被调查的老年人们认为，夫妻相互尊重、相互体谅表现在：关心老伴的身体健康；照顾对方的饮食起居；在力所能及的情况下，尽量满足对方的要求；遇事多交换意见或者有矛盾时忍让、暂时回避；表示出对老伴的信任和体谅。许多被调查老年人还认为，经济公开在家庭生活中是非常重要的，经济公开也意味着老夫妻之间的信任、坦然和忠诚。

七　老爸老妈矛盾的预防与消除

　　老夫妻是一个特殊的"内团体"，他们朝夕相处、相依为命，只要不是理想、信仰、事业上的根本分歧，或者有外遇等性爱问题所造成的感情破裂，其他诸如体贴不足、偶尔口角以及点点滴滴的生活矛盾，都是完全可以克服的。矛盾消除后，老夫妻关系可重返原先恩爱，甚至会更深一层。

　　消除老夫妻矛盾的常用方法有：

　　1. 理解：印度著名文学家泰戈尔说"爱情是了解的别名"。几十年的夫妻生活，彼此已有了深刻的了解，生活中有了一些矛盾，还有什么可斤斤计较的呢？夫妻深刻了解对方的性格是很重要的，还要理解对方的事业和兴趣，而且要做他（她）的好帮手和后盾。俄国作家车尔尼雪夫斯基曾说："爱情的意义在于帮助对方的提高，同时也提高了自己。"

　　2. 互补：夫妻双方心理、生理上的差异是绝对的，既然是"异质"就会有"排斥"，但巧妙地调适，即能达到互补的目的。马克思与夫人燕妮性格、志趣差异很大，如对幸福的理解，马克思是"斗争"，燕妮是"健康"；马克思喜欢红色，燕妮却爱蓝色等。然而，他们却结成美满的婚姻，原因是他们能互补。现代心理学家认为，夫妻性格上的异质，处理调适得好，反而能促成夫妻和谐。

3. 主动：这里说的主动，包括主动防止矛盾的产生和主动消除矛盾。常用的方法有：

（1）沟通思想，求得理解：凡事多与老伴商量，是防止矛盾出现的主动办法。把主动权巧妙地让给老伴是个聪明的方法。如过年时，给自己的亲戚送礼，你不妨让老伴出面，他（她）会很乐意。

（2）知己不足，看彼长处：矛盾出现要扪心自问自己有哪些过错，悄悄地向老伴认错，切莫赌气离家，怄气不讲话。夫妻之间无架子可摆，双方要相互忍让。多思念着老伴的好，多想想夫妻恩爱的情景，是十分有益的。

（3）加倍体贴，多做些事：一旦夫妻间产生矛盾，你要细心观察他（她）脸色，主动让步，尽量悄悄地为老伴多做些事，加倍体贴，他（她）就会破涕为笑。

（4）不存芥蒂，恩爱如初：出现矛盾，当作不知道，依然亲热如旧，这样会很快消除矛盾。俄国文学家托尔斯泰曾说过："一旦结为夫妻，就不再是喜欢或不喜欢你爱人的问题，而是应该多想想如何去博得爱人的喜欢。"

4. 防激：如果夫妻间发生了直接顶撞，矛盾激化了，这时你应该采取防止矛盾进一步激化的办法：

（1）缄默：老伴发脾气，火气正旺时，你最好保持沉默，只管做你手中的事，待老伴气消后，再耐心交换意见，这是明智的办法。你此时切不可说出伤感情的话。

（2）回避：引起冲突的事情来临时，你马上躲开，这样可以避免冲突的出现。

（3）转移：老伴生气时，你要马上理智地想到转移法，去干你该干的事。

（4）幽默：这是解决夫妻矛盾的一招"妙法"。古希腊大哲学家苏格拉底一次跟客人正在说话，其妻闯进来大骂丈夫，并将一桶水浇到他头上，苏格拉底笑着对客人说："我早知道，打雷之后一定会下大雨。"这样，既摆脱了难堪，又避免了与妻子的一场争吵。

（5）学会忍耐：俄国文学家契诃夫说过"婚姻生活中最重要的事就是忍耐"，忍耐是防止矛盾激化的"灭火剂"，切莫唇枪舌剑，互不相让，火上浇油。

（6）小事糊涂：相传，宋朝名相吕端有"大事谨慎，小事糊涂"的美誉。夫妻朝夕相处、难免会有磨擦，对于那些日常生活小事，尽可能糊涂些，不必斤斤计较。老夫妻相处中，要有点"和稀泥"的精神。理智的"糊涂"可避免老夫妻间发生矛盾。

5. 相敬：老夫妻双方要学会相敬如宾，互相尊重。

作为丈夫要做到：

（1）对妻子的琐碎微细事件，永远不要疏忽或懈怠，例如妻子的生日要记住。

（2）不要在妻子面前，过分赞美别的女子。

（3）关于家庭经济问题，请你采取"分工合作"制，去争取圆满解决。

（4）假使你必须当众争辩，不要使得老伴处于和你对立的地位。老伴若有疏忽的错误，你不要直率地去纠正她，"背后教妻"效果最佳。

（5）不要对老伴表示烦恼。

作为妻子要做到：

（1）不要当众愚弄或讥讽丈夫。

（2）不要把流泪、哭闹或愠怒当作制服丈夫的"武器"。

（3）把丈夫当作宾客看待。

（4）无论什么事情，不要固执己见。

（5）对老伴的缺点要宽容，要用爱的魅力去改变丈夫原有的形象。

6. 时间的调适：

人的感情和心理总是在互相交流中得到渗透、共鸣和交融的。老夫妻之间共同活动时间太少，各忙各的，甚至连说话也很少，彼此缺乏情感和心理上的交流，时间一长，隔阂和纠纷就会纷至沓来。要增加老夫妻共同活动的时间，以下几点是值得注意的：

（1）善于利用时间进行交流。如吃晚饭时，一家人围桌而坐，谈谈一天见闻，无疑是一种很好的交流。

（2）有意安排时间交流。如平时老伴上街买菜，丈夫主动陪老伴去，帮她拎菜篮子，边走边谈，老伴心中一定很高兴。

（3）保证共同活动的基本时间。如马克思订过一个家规：星期天自己和夫人燕妮的时间是属于孩子们的。

（4）科学安排家务劳动时间。要赢得更多夫妻共同活动的时间，可巧妙安排家务，也可在共同做家务时交流思想。

总之，在老夫妻的家庭生活中，不要让"单干"占领所有时间，要尽可能增加老夫老妻"一起干""一起谈"的机会。

7. 和谐调解矛盾：居家过日子，没有勺不碰着碗的。老夫妻间出现矛盾后，如果双方不考虑言行、场合，甚至采取一些简单、粗暴、过激的行为，不仅不利化解矛盾，反而会激化矛盾，伤害老两口的感情。老两口化解矛盾应讲究技巧，不妨从"避、缓、选、绕、笑"中去做：

（1）避：解决家庭矛盾，不能伤害双方感情和老伴的自尊心，既要避免动手，又要力避讲出"分开过""没法过"，甚至"离婚"等极易伤害感情的言语，或者采取长期"冷战"的方法。同时，还要注意场合，避开他人。

（2）缓：由于夫妻双方都在气头上，若这时急于解决，难免会有一场屋檐下的"大战"，这样不但解决不了矛盾，还会对双方造成更大伤害。因此，最好的办法先忍一忍、缓一缓，将矛盾或问题暂时放置起来，等心平气和后，再择适当方式或机会解决。

（3）选：选择合适的时间、地点，使老两口在融洽、和谐的气氛中交流，容易使双方做到宽容、理解和沟通。

（4）绕：绕开敏感正题，借助老伴乐于谈论的话题，适度加以旁敲侧击，含蓄而委婉地说出自己的观点和看法。

（5）笑：用风趣、幽默的语言，消除老伴的逆反心理和抵触情绪。在笑声中融洽气氛，营造宽松的心境，使矛盾自然而然地得到淡化、和解。

老夫老妻虽有较长的婚姻史，但不要以为老夫妻磕磕碰碰无所谓，以致使夫妻间感情裂缝不断增宽、加深。当然，夫妻间的矛盾总是有的，但可以积极地避免矛盾、减少矛盾、消除矛盾。人在受到挫折时，常会将火气向自己最亲的人发泄。婚后的发泄对象，往往是妻子或丈夫。对此，老夫妻俩都要有思想准备，想得开些。夫妻矛盾妥善解决后，双方会加深理解。

8. 心理相容：老两口要做到心理相容、心心相印，必须做到以下几点：

（1）心理"磨合"：夫妻俩的性格、爱好和生活习惯，可能不完全一样，只有在互相尊重的前提下不断"磨合"，才能相互适应。应该尊重和允许老伴有自己的兴趣和爱好，尽量满足老伴的心理需求。有条件的应当参与到对方的活动中去，共享其中乐趣。老夫妻间应注重情感交流，使"磨合"的过程，成为感情互动和加深的过程。

（2）心理"搀扶"：步入老年期的夫妻俩，企求朝夕厮守的老伴能给予精神依托和生活照料，这些是其他亲属所不能替代的。当老伴因生理变化或者发生某些意外，而产生烦恼和苦闷时，老夫或老妻的心理"搀扶"和生活护理，显得特别重要，会使老伴从精神上得到慰藉。当老伴患病时，不仅要用关怀的言行去鼓励老伴战胜疾病，使他（她）减轻心理压力，还要及时陪伴就医。若老伴遇到不愉快的事，如丢失钱物、失手损坏物品等，切忌生硬责怪，应尽力安抚，以减轻他（她）心理负担。老年人碰到烦心事时，总想找人诉说一番。那么，老伴就是一吐为快的理想宣泄对象。因此，老夫或者老妻不应责备老伴唠叨烦人，而应耐心接受老伴宣泄，主动进行劝慰、疏导、排解老伴内心的痛苦，这就是一种很好的心理"搀扶"。

（3）心理"保鲜"：老夫妻俩在年复一年的日常生活中，容易趋向过分求实，满足现状，保持平淡，而缺乏"浪漫"。因此，老夫妻要不断创造魅力，以持续吸引老伴，相互满足情爱和性爱的需要。生活中要多赞美、多欣赏老伴，如"今天你穿这件衣服真好看""你对我太好啦"等，使老伴觉得你对他（她）很在意。

（4）健康和谐的性生活：这是夫妻关系和谐的"保鲜剂"。老年夫妻往往可能因一方性功能衰退，而引起性功能失调，那么另一方就要对其倍加关怀和安抚，摸索更合适的性爱方式，以不失"老来情"。老夫妻更应该情重于欲，保持隽永而温馨的恩爱生活。

八　老爸老妈的感情"充电"

我国著名翻译家傅雷在《傅雷家书》中有这样一段话："夫妻之间只有彻底谅解，全心包容，经常忍让，并且感情真挚不渝，对生活有一致的看法，有共同的崇高理想与信念，才能在人生的旅途上平安度过大大小小的风波，成为琴瑟和谐的终身伴侣。"傅雷夫妇几十年忠贞不渝，堪称"琴瑟和谐的终身伴侣"，他的看法是值得细细品味的。

老年夫妻的幸福是需要"经营"的；老年夫妻感情是需要不断"充电"的。老年夫妻感情怎样充电呢？概括起来有 6 个方面的"充电"原则，必须注意：

1. 思想上要互相尊重、互相谅解：在现代社会里，男女平等是社会进步的标志。真正深厚而坚实的爱情，其关键也是夫妻平等，互相尊重、互相谅解。在老夫妻关系中，大男子主义、"夫权"思想固然不对；但是那种如今受到有些人推崇的"妻管严""怕老婆"的情况，也不是健全的伉俪生活。

2. 生活上要互相照顾、互相关心、互相体贴：俗话说"少年夫妻老来伴"。老伴、老伴，在生活上就要互相照顾、互相关心。在物质上，要为老伴提供较好的营养条件和医疗条件；在精神上，要为老伴排忧解愁，使之保持一种积极愉快的精神状态。

3. 经济上要互相商量，民主理财：爱情的基础是感情，但在现阶段，经济也是夫妻关系中的重要内容。老夫妻要在经济上互相多商量，合理安排，民主理财。千万不要不顾家庭的经济力量，任意挥霍钱财，更不可瞒着老伴，私设"小金库"，这样容易造成误会，给夫妻生活蒙上阴影。

4. 情感表达上要务实：老年人的价值观与年轻人有所不同，他们更趋向于务实，因此在生活中应避免铺张浪费，讲究排场。老夫老妻之间可在对方的生日时，做些喜欢吃的饭菜，买一件对方欣赏的小礼物。虽然花钱不多，却可以让对方心理感受到你的温情。

5. 情感上要多注重交流：语言是情感交流的重要方式，许多老年夫妻，忽略了语言的交流功能，总觉得共同生活了几十年，有一种"话已说尽了"的感觉。于是，我们常常见到一些老年夫妇相对无言，默默地静坐着。虽说也是一道晚年的"风景"，但长期如此，难免会产生寂寞感。因此建议老年夫妻也应在适当的机会，彼此之间聊聊过去，谈谈今天，憧憬明天，这样会更加情意悠浓。

6. 生活上要保持一定的独立性：现代心理学认为，人们有一种"控制环境"的心理欲求。自己不能照顾自己，会产生一种"失控"的消极感觉。老年夫妻相互照顾，是从相伴一生的情感出发，但大部分老夫老妻年龄相适，"你老了，我也老了"，如果一方强调另一方应当多照顾自己，不仅是自私的，也是不合理的。长期超负荷的体力消耗和心理负担，会拖垮老伴，到那时就更是依赖不成了。另一方面，自己过度的依赖心理，会削弱自己的自信和生命力。

以上谈的是老夫妻生活必须遵循的六条"充电"原则，此基础上老夫妻感情需要不断"充电"，可以从以下几个方面进行：

1. 重温甜蜜的往事：一般来说，夫妻共同生活了几十年，都有甜蜜的过去；都有美好相处的情景。正是这些甜蜜的"摇篮"，才孕育出了幸福的结合；正是这些美好的记忆，才激励夫妻携手共行，走过了风风雨雨的几十年。对互敬互爱地走过了大部分生命历程的夫妻来说，那些甜蜜的往事，就像生命一样宝贵，一样值得珍惜。老夫妻之间如能经常重温甜蜜的往事，让这些温馨而又难忘的情景，不断地在双方的心灵中闪现，就能滋润双方爱情的"心田"，加深夫妻的深情，从而淡化日常琐事所引发的矛盾和隔阂。

《上海老年报》曾经刊登过一位老同志所写的"初恋的板凳"一文，说的是他的亲身经历：上海虹口公园中，在浓密的树丛里有条板凳，坐在这儿还可以透过树缝眺望静谧的湖水，也就是在那条板凳上，我第一次拥抱了她，向她表白了我的爱慕之情，在初恋的难忘时代里，我们不知道在这条板凳上厮磨了多少辰光。结婚以后，我们感情渐渐淡化，有一天终于吵了一架，好几天互不理睬。不久，我终于憋不过了，对妻子说："我别无所求，只想带你到一个地方去看看。"于是我俩来到虹口公园，奇迹出现了，果不出所料，彼此相隔一段距离走路的我们，越接近那条板凳就越贴近身子，当我们在板凳上坐下来时，已经紧紧地拥抱在一起了，我们禁不住的泪流满面，我们重新找回了一度消失的初恋情感，此时还有什么隔膜和怨恨不能消解呢？回温初恋的旧梦，确能焕发爱情的青春。

2. 充实晚年的生活：保加利亚的瓦西列夫在其名著《情爱论》中指出："永不衰败的爱情，其秘诀很大程度上是由于个性生机勃勃，不断发展；由于环境的多彩丰富；由于思想和感情的日臻完美；由于意识的不断更新。停滞会毁掉幸福，把清澈透明的活水变成死水一潭；把欢乐和迷恋变成烦恼。生活的单调乏味会虐踩爱情的蓬勃生机，破坏憧憬的金色图案。"这就告诉我们，要使爱情的鲜花永不凋谢，应当冲破退休后生活的单调乏味，不断充实晚年的生活，给感情"充电"，以增强爱情的活力。

老年人退休后，不妨共同学习一门知识；共同参加一样活动；共同培养一种兴趣爱好。因为在夫妻生活中，共同的兴趣和爱好，是爱情的"润滑剂"，它能使夫妇生活增添许多共同语言，增强凝聚力，增加亲热感。

为了使老夫妻晚年的爱情生活丰富多彩，富有情意，老夫老妻要走出家庭，走向社会，多参加社交活动。如果有条件的话，可以在结婚纪念日，如"银婚""金婚""钻石婚"之际，搞个家庭纪念活动，或一同外出旅游，让明媚秀丽的风光，给晚年的爱情生活抹上绚丽多彩，注入新的活力。

夫妻俩如果由于种种原因，兴趣爱好走不到一条道上，那就应该支持、关心和满足老伴的爱好，为他（她）提供方便，使他（她）得到心灵上的慰藉。其实，积极支持老伴的爱好，也就等于支持家庭的和睦；维护老伴的爱好，就如维护夫妻间的爱情一样。

3. 增强老夫老妻异性特征魅力：人的爱情不同于人间的其他感情，如母子之情、朋友之情等，它是建筑在异性基础上的，增加老夫妻双方的异性特征魅力，是为了增强爱情。例如，你老伴穿上一件很得体的新衣服，突然出现在你面前，你会眼睛一亮，甚至有"似曾相识燕归来"的感觉。其实，老伴还是老样子，可在你的心里上却产生了一种新鲜感，这种新鲜感就是一种吸引力。当然增加异性特征并不在于打扮一种，气质也很重要。例如，老妻平时讲话时惯于粗声粗气，如果能够学得温柔一些，也会使丈夫感觉一新，从而使自己对丈夫产生新的吸引力。

4. 增加感情起伏：大多数老夫妻都有这样心理现象，朝夕相处，习以为常，一旦分离，朝思暮想。即使你同老伴关系一般，一旦其中一方外出离开几天，等他（她）回来你们会感到关系似乎亲热多了，这就是俗话所说的"小别胜新婚"。如果有条件的话，还可以采用人为的暂时分离（几天）的方法来调节感情。

5. 增加生活色彩：在日常的朝夕相处中，调节老夫妻感情的有效方法，则是丰富生活的色彩，如每隔一段时间，全家去郊外远足，去海滨游泳，或去游乐场调剂一下生活。为此破费一点是值得的。生活的色彩变化，会使老夫妻关系更为甜蜜。

6. 浪漫与相激：相激指激发老伴对爱的激情，浪漫依旧，办法很多，下面列举三点：

（1）联想：与老伴共同谈论以往的岁月，回忆过去的恩爱甜蜜生活，善于从现实中的点滴事例，联想美好情景。有时，由于时间长了，有些记忆不那么鲜明了，就要借助一些纪念物，如夫妻恋爱时的信件日记、照片、礼品；孩子在婴儿时的一缕胎发、小时候画的一幅画、写的几个字；不同时期的全家福照片、录音；恋爱和新婚时两人喜欢唱的一首歌；夫妻双方生日或结婚日等，使往日情景再现。

（2）暗示：一块儿去看戏、看电影、跳舞、参加社交活动，这样可以受周围青年人激情的感染，将自身重新转移到逝去的年华中去。

（3）假象：适时地恰到好处地有意制造些假象，往往是激发爱的激情的有效手段。如假装生气，到一定火候转怒为笑，可使对方"破涕为笑"。但是要注意掌握分寸，不然弄假成真，效果就适得其反了。

7. 始终谨慎：有的老人以为结婚几十年了，有一种盲目的爱情安全感。于是，放肆起来，由着自己的性子，想干什么就干什么，想怎么说就怎么说，全然不顾及老伴的需要和愿望。久而久之，老夫妻的关系就变得紧张，以至法庭相见，形成悲剧。

8. 保持柔情：向老伴表示温柔、体贴，这永远不会错。柔情似水不只是青年恋人的事，如果丈夫或妻子不经常做出努力来讨取对方的欢心，就实际上是放弃自己对对方的吸引力。

9. 让老伴明白，你少不了他（她）：老夫妻间经常暗示"我少不了你"，无疑可以从这种暗示中感到爱情的回报。爱情的回报使人快乐和满足，你对老伴的吸引力也变得持久而稳定。

10. 用自己的优点或用改变自己的缺点去吸引对方：爱情既然产生于互相了解的基础上，你就应该知道老伴最喜欢你的哪些优点，这就是你的吸引力所在。同样道理，你每克服一个缺点，你的老伴对你的爱心就会增长一分。

11. 让心弦在信任的"音箱"上共鸣：老夫妻间的相互吸引与相互信任的程度是成正比的，信任要有互相体贴、关心和帮助来体现。

12. 促进性生活的和谐。

13. 大胆向老伴示爱：现代社会老年人的感情需要日益丰富，向老伴示爱将成为老年人的必修课。示爱是老年夫妻相处的一门艺术，也是人的心理需要，是老夫妻感情"充电"的有效方法。夫妻之间的示爱可以是两人世界的"润滑剂"，有时可以起到化干戈为玉帛的功效。然而，现实生活中有许多老年丈夫、老年妻子不懂得示爱，不会示爱，以致两人的心灵处于情感的沙漠。

那么，怎样向自己老伴示爱呢？应掌握以下几个要点：

（1）学会表达：说话是示爱的重要表达方式，爱的表达其中最重要的方式是语言的表达。老夫老妻更要注意同对方讲话的方式，注意向对方示爱的方式，把自己的爱直截了当地说出来。例如，妻子在厨房忙着炒菜、做饭，丈夫要体贴地对妻子说："真是辛苦你了，亲爱的老伴，要不要我来帮忙？"做妻子的有丈夫这样亲密的言语和关爱，再累也不会有怨言。

（2）学会用肢体语言示爱：据有关调查，在中国多数老年人一生拥抱过自己老伴几次，可能可以数得出来。夫妻之间可能没有站立式的亲吻，唯一的表达方式就是性行为。其实，人的性心理需求，更倾向于夫妻之间的肌肤之亲，用身体"说话"，例如抚摸老伴身体的某些部位，营造夫妻之间的情趣和温馨。

（3）学会"夸"：老年示爱，"夸"是不可缺少的一种方法。女性天性喜欢抚慰的语言，女人渴望语言表达，而生活中有的男人却不善于语言的表达，导致女人对男人的失望。尤其是现代老年知识女性，对晚年情感的期望值比较高，常会对自己的丈夫产生不满，原因就是许多老年男性，不会向妻子示爱。爱是一种能力，表达爱也是一种能力。随着社会的进步，人对情感质量的需求也在不断提高，只会爱，不会表达爱，也成为老年人常见的一种"缺陷"。

老年夫妻在情感上有着不同于青年人的表达方式，很少像青年人那样把"爱"挂在嘴上，而是更多地将情感融入日常生活中。如一个体贴入微的问寒问暖；一顿称心如意的饭菜；一次相依相随的散步；一件称心的纪念品，都会成了爱的语言，老年人也从中体验到温暖和舒心。也正是这些特点，使得老年人的婚姻非常美满。

九 老爸老妈之间沟通的艺术

老夫妻共同生活、朝夕相处几十年，彼此沟通、讲话还要讲究什么艺术吗？是的，沟通有诸多讲究。不妨看看下面生活中的一个小例子。丈夫洗脸后经常不把毛巾挂好，妻子看到后就嚷起来："嗨，洗好脸要挂好毛巾。给你讲过一千次了！"丈夫听了不是味，随口还了一句："真啰嗦，烦死了。"妻子马上说："猪也教会了，就是你教也教不会。"丈夫火来了："我不如猪，你是什么？母夜叉！"……话不投机半句多，于是面红耳赤，大吵起来。这对老夫妻的争吵，可能平时彼此相处得不够和谐，但是讲话的方式不妥，毕竟是这次争吵的导火线。

语言在传递感情、表达意志方面起着十分重要的作用，也是夫妻感情交流的主要方式。同样一件事，这样讲同那样讲，给人的感受的效果是不一样的。老夫妻间良好的谈话艺术，首先要取决于彼此的良好感情，否则心里没有这种感情，嘴里故意说一套，就会给人以虚伪的感觉。若经常注意用体贴、关心、商量的语言来传递夫妻间的信息，确实也有利于培养、升华彼此的感情。

夫妻间谈话应该注意以下几个方面：

1. 要用尊重和信任老伴的口气讲话：例如，"今天下午你有空吗，顺便到文具店帮我买几本稿纸好吗？""喂，下午你到文具店给我买几本稿纸，别忘了！我等着用。"同样一句话，不难想象，第一种效果比第二种效果肯定好得多了。有的丈夫对妻子讲话常表现不耐烦态度，责怪老伴啰嗦，这样难免会引起老伴不快。对方话多往往有情感方面原因，一个人在郁闷的时候，总是希望有人来倾听自己内心的倾诉。

2. 遇到老伴责怪时，切忌以牙还牙：据心理学家研究发现，四分之三以上的夫妻争吵，是由于一方责怪，另一方反责怪引起的。老夫妻朝夕相处，生活中发生矛盾，有时难免埋怨、责怪几句。如果老伴责怪得有理，自己应该认错；如果责怪得无理，自己也应忍耐。要想到，老伴所以指责你，说明他心中已经不高兴了，但也说明他心中有你。人在此时，理智的自控性较差，感情惯性发展的可能性较大，如果你再来反唇相讥，如同火上加油，使情况更为恶化。

3. 既要真诚、坦率，又要察言观色：真诚坦率是夫妻相处之本，但是并不等于简单急躁。有些话要讲究讲话的时机和方式。一个人的"语言容纳力"，同自己的情绪有很大关系。情绪愉快时，别人的话容易往好处想；情绪不愉快时，从别人话里挑刺是常有的事。有些老夫妻间讲话，不看老伴"脸色"表情，有时老伴已经有情绪了，他还啰啰嗦嗦讲个不停，结果可想而知。

4. 万一发生争吵，赶紧"亡羊补牢"：几十年的老夫老妻偶尔争吵是难免的。有人调查过 100 对不同文化程度和职业的夫妻婚后争吵发生率，结果一次都没吵过的只占 14%；经常吵闹的占 22%，偶尔争吵的占 64%。夫妻间经常吵闹无疑要影响夫妻感情，哪怕是偶尔吵，如不注意也会演化成经常吵。以下方面是需要注意的：

（1）尽快主动打破僵局，恢复平静，并做思想交流。在这方面，做丈夫的更应注意。

（2）如果争吵的发生是自己"缺理"，那要主动向老伴道歉，这不是什么难为情的事。

（3）如果双方都有些"缺理"，丈夫那就不要斤斤计较妻子的过失，而先就自己的"失理"，向妻子表示歉意。

（4）即使道理在你一边，也有主动缓和的义务。一方主动了，另一方相应也就比较容易作出反应。

5. 夫妻对话有十四忌：

一忌，假设老伴有不合理的要求；

二忌，把多件事情串联起来一起讲；

三忌，玩弄数字游戏。如"我不是已经告诉你1000次了吗？"

四忌，威胁恐吓老伴；

五忌，指责老伴力所不能或不可改变之事；

六忌，侮辱老伴、宣扬家丑；

七忌，否认老伴清楚观察到的事实或感觉；

八忌，提出前后矛盾的要求；

九忌，在所要求的事上挑毛病，怎么都不满意；

十忌，否认已经详细讨论或达成共识的事；

十一忌，无缘无故地改变主意；

十二忌，抠字眼，如"我只说你没说实话，可没说你撒谎啊"；

十三忌，无限夸大指责老伴；

十四忌，为自己不该有的行为而责怪别人，如"都是你唠叨，害得我忘了这么重要的事"。

6. 要注意谈话内容、气氛、交流数量：通常夫妻间的谈话内容多数涉及他们共同生活的有关方面。但是我们时常看到，有的丈夫（妻子）往往从个人的兴趣愿望出发，喜欢谈论自己熟悉或感兴趣的事，其中不少又是夫妻关系或者共同感兴趣以外的事，这就容易引起对方的抱怨。夫妻之间对感情的体验非常敏感，语言表达的态度，气氛的变化，都会引起对方情绪上的波动。所以，夫妻在语言交流时，应该注意保持固有的温和、甜蜜的气氛，使对方真实地感受到生活的温暖和幸福。

一般来说，多数老夫妻随着共同生活时间的增长，由于谈话内容有限，而相应地减少对话时间和数量。老年夫妻间话题可能比中青年夫妻要少。然而，无论是老夫还是老妻都希望对方经常与自己交谈，并且把这看成自己在老伴心目中的地位问题，何况老夫妻间交谈的多少，也与彼此投入感情的程度有密切关系。因此，老夫妻之间尽量要多交谈，这是感情交流的重要方式。

十　做个聪明的老妈

男女在生理、心理上的差异是永恒的，世界上没有一对夫妻在学识、能力、兴趣、性格上完全相同。随着年龄增长，老夫老妻的生理、心理都会出现变化，差异加大，老夫妻的关系也会发生变化。老夫妻间的关系的融洽，关键在于夫妻双方相处要讲究"艺术"，在差异中寻求相容，学会互补。虽然老夫妻已经共同生活了几十年，但是否幸福，是需要老夫妻两人不断共同"经营"的。所以，老夫妻家庭中，老年妇女要争取做个聪明的妻子，当然还要有个模范的丈夫，老夫妻家庭才能稳定，幸福感才能不断升温。

老夫妻家庭中，老年妇女怎么才能做一个聪明的老妻呢？

1. 聪明之处：聪明的妻子总是拿自己丈夫的长处与别的男人相比，越比越幸福。愚蠢的妻子总是拿丈夫的短处与别的男人相比，越比越失望，越比夫妻感情越淡化，矛盾越大。

2. 贤惠之处：贤惠的妻子把丈夫的事业视为自己的事业，鼎力相助，毫无怨言。愚蠢的妻子千方百计地让丈夫围在自己的身边转。

3. 周到之处：周到的妻子会看准时机，提醒丈夫疏忽了的事情，力争不使丈夫出现麻烦。愚蠢的妻子总是喋喋不休地挑剔丈夫的"毛病"，使丈夫处处劳心费神，身心疲惫。

4. 知心之处：知心的妻子总是在丈夫思想压力最小的时候，说出自己的批评意见。愚蠢的妻子不管三七二十一，发现丈夫"小毛病"，立即训斥责备，过了之后还要"旧账"重提。

5. 体贴之处：体贴的妻子总是关心丈夫衣食住行，细心观察丈夫身体感觉的微小变化，及时提醒丈夫精神放松，积极休息或者及时就医，按时体检。愚蠢的妻子只关心自己，对丈夫的头痛脑热、情感、身体变化漠不关心。

6. 体面之处：体面的妻子在公共场合总是赞美丈夫。愚蠢的妻子总是在公开场合揭丈夫的短处，一吐为快。

7. 明智之处：明智的妻子当丈夫不顺心的时候，或者家庭经济拮据时，总是为丈夫分忧解愁。愚蠢的妻子把自己与丈夫的关系建立在金钱和地位上，稍有不如意，就冷嘲热讽，搞得丈夫抬不起头来。

8. 温柔之处：温柔的妻子总是让丈夫和自己过上和谐的性生活，使丈夫不会有孤独和烦躁感。愚蠢的妻子，总是以性生活相要挟。

9. 能干之处：能干的妻子虽然已进入老年，年轻美貌不再，但仍时刻注意自己的仪表和仪容。为了给丈夫以清新、美好的享受，同时也把丈夫打扮得衣冠楚楚、清洁干净，使别人见了都会觉得丈夫有个贤内助。愚蠢的妻子总是邋邋遢遢，不修边幅，忘掉"女为悦己者容"的名言。

聪明的妻子不但是丈夫的贤内助，还是家庭幸福、夫妻恩爱的重要支柱。

十一　做个模范的老爸

恩爱夫妻的家庭中，只有聪明妻子是不够的，还必须有个模范丈夫。怎么才能做个模范丈夫呢？

1. 对家庭有担当：做男人对妻子、对家庭要有责任心、进取心、自信心。男子汉必须相信自己的力量，要有不达目的誓不休的决心，也不要羡慕他人的名利，不图虚荣，对家庭、对妻子要有担当，达到自己预定的目标。

男人应有大将风度，对社会对家庭有担当。女人心目中的好丈夫是胸怀宽广、善解人意、善于忍让、刚柔共济的男人。在家庭关系中，丈夫应比妻子想得更全面、更周到，安排得更妥帖。好丈夫应该时刻想着为增进夫妻情爱而不懈努力。决不可高高在上，只指手画脚、视妻子如保姆。妻子若有过失时，丈夫应头脑冷静，区别情况，具体对待。在与妻子交流时，既要以赞美为主，又要缓和地提出妻子应注意的问题。当妻子唠叨时，要耐心倾听，加以安慰。

2. 关心老伴的"内心"：要关心妻子的爱好和进取心，要千方百计地鼓励和支持，包括物质上和精神上，让妻子的生活更加丰富多彩。

3. 对老伴要忠诚：交友要有选择。退休后广交正派朋友，有助于建立良好的人际关系，融入社会。正确对待老妻的异性朋友，不要疑心重重。自己交女性朋友也要有度，包括过去的女同学、女同事、现在的新朋友，并且要取得妻子的支持。异性朋友正常交往是生活和社会的需要。但要记住，要以高尚的道德标准约束自己，随时用理智的"闸门"控制自己感情。绝不背着妻子做任何对不起妻子的事。

4. 不忘共同奋斗岁月：过去事业上的成功，家庭的富有是老夫妻两个人的共同功劳。老夫退休功成名就后，不要忘记老妻几十年来的支持，应感激朝夕相伴，为你做出牺牲的老妻。要与妻子共享欢乐，要记住当初你在受挫折时，与你共苦共难的妻子，不要喜新厌旧。

5. 结伴而行：经常与妻子结伴而行。退离休后，不论在社交、购物、娱乐和旅游等方面，都要与妻子同行，共享精神上的快乐。

6. 主动分担家务：主动学做家务，与老妻分担日常琐碎家务事。因为你老了，老伴也老了，应该减轻老伴家务劳动的压力。

7. 相容互补：老夫妻性格各异，要做到异质互补，尊重对方，克服个性，互融互谅，做丈夫胸襟宽广，就可以过得同样幸福、美满，一样可以白头偕老。

8. 学习"性"知识：英国大文豪莎士比亚曾说过"爱情能使每一个器官发挥出双倍的效能"。和谐的性生活正是这种爱情的升华和交流，它可以使一个人充满激情和活力。青壮年夫妻如此，老年夫妻也是如此。

在夫妻性生活上，要尊重体贴妻子。丈夫要学习性知识，了解性生理、性心理、性卫生等方面的知识，不要追求年轻时的激情和感受。在实践中摸索激发和诱导妻子的性欲望，要熟悉妻子的性敏感区和性反应，不要勉强过性生活。

幸福的婚姻是需要不断"经营"的，既有困苦的经历，又有呕心沥血的代价。恩爱的情感需要不断"充电"，不要以为几十年的老夫老妻，彼此的感情就不会变了，任何粗心大意、漫不经心都可能给双方造成感情疏远，而出现或扩大感情"裂缝"。因为爱的魅力在于新鲜多变，而家的魅力却在于安宁与永远。只有精心"经营"，不断"充电"，才能使彼此的情爱常新常在。不要因为彼此都老了，就失去热情，只有热情与无微不至的关怀、体贴同在，才能保证老夫妻关系"永不褪色"。

8

老爸老妈的性保健

老年人的性生活是个极为敏感的社会问题。在我国对老年人性的问题上，有很多偏见。随着社会的进步，人类的寿命提高，目前我国老年人已将近2亿多，这个庞大的社会群体，应是"爱神不该遗忘的角落"。英国大文豪莎士比亚曾说过"爱情能使每个器官发挥出双倍的效能"。和谐的性生活正是这种爱情的升华和交流，它可以使一个人充满激情和活力。青壮年夫妻如此，老年夫妻也是如此。

一 旧观念的偏见

要正确地、科学地认识老年人的性问题，就要改变错误的旧观念：

其一，要改变性是淫猥、下流的观念。《礼记》指出："饮食男女，人之大欲存焉。"说明性是正常的生理现象。

其二，要改变"性"的生殖观念。旧观念认为，性生活主要就是为了繁衍后代，除了怀孕这个目的外，不可有性生活。这样绝经后的

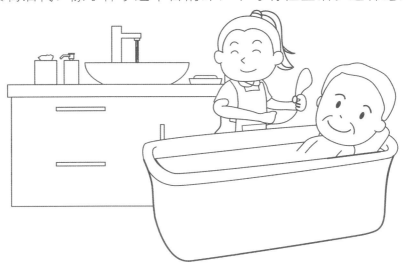

妇女、老年人的性生活自然均在否定之列。一些老年人的再婚成为引人注目的社会问题，除了涉及子女的经济物质利益外。传统观念的影响，也是重要原因。

其三，要改变对老年人性现实的反科学态度。许多人否认老年人有性的欲求和性能力。这种观念在一些医生中也普遍存在，甚至认为老年人的性生活对身心有害。

其四，有些人往往认为随着性腺功能的减退，老年人的性能力也随之终纳。事实上，一摘除了睾丸和卵巢的成年男女，仍能进行正常的性活动。一些激素分泌十分旺盛的青年人中，阳痿却并不罕见。这就说明了性激素是人类性活动的一个重要因素，但不是唯一因素。

诸如此类，不一而足。性神秘、性愚蠢，绝不是我国所独有，就是在欧洲，也同样经历过这个时期。只是到了近代，随着性科学研究的发展，人们才逐渐对人类性的各个方面，包括老人与性有了正确的认识。美国曾有人对 500 名已婚男女做了调查，在 66～71 岁年龄组中，表示对性有兴趣的男性为 90%，女性为 50%；具有"强烈关心"的，男性为 10%，女性为 2%。在性生活频度方面，每月一次的占 48%，每周一次的占 26%。丹麦哥本哈根大学性科学研究会 1976 年对 6200 名老年男性的调查资料表明，就是在 86～90 岁的年龄组中，对性表示有兴趣的人仍占 51%。日本东京都大学工原秀子等人调查了全国三个地区 500 名老人，回答有性欲的老年男性为 92%，女性为 52%，性活动平均每月 1～2 次以上的有 31.9%。其中，个体差异很大，与年龄无相应的关系。据瑞典舆论统计调查研究所的资料，60 岁前后，性活动频度在每月 4 次以内的为 90.5%，5 次以上的有 9.5%。

我国的研究人员通过对 1951 名 60 岁以上老人的调查表明：有性欲的 60～64 岁组是 66.47%；65～69 岁组是 50.20%；70～74 组是 28.81%；75～79 岁组是 17.65%；80～85 岁组是 8.57%。这些调查资料充分说明，老年人缺乏性欲和性能力的看法和实际情况相差甚远。尽管东西方人种与生活方式不同，但都说明了老年人存在着较高比例的性功能、性兴趣，保持着与年龄相关的正常性生活。

其实，正常性生活是一种生理性活动，随着年龄的增长，性功能会逐渐减弱，但并不消失，它一直存在，直至生命终止。对老年人来说，对性生活的态度不应当有重复年轻时的性经验、性生活的目的，不应当是有无性高潮，而是为了增进感情和心理"进补"。以往人们常狭隘地把性活动仅仅认为是同性器官的结合有关。正确的观点应该是，性并不只意味着性交，与异性交往、交谈，与老伴拥抱，接吻，彼此关心、倾诉感情、照料，也都是广义的性活动。也就是说，性活动不仅包括生理上的，也包括心理上的，所以，那种仅从性交频率下降，就得出老年人性功能必然减退的结论，是不全面的，容易忽视老年人正常的性活动要求。

对老人来说，性活动的最大障碍还在于传统文化造成的影响。在中国，"性禁忌"根深蒂固，传统文化给人们塑造的又都是没有性欲的神圣老人的形象，这种双重的压抑必然会影响老人的性活动。

二　现代科学的看法

近代性科学的研究，使人们对老年人的"性"有了更多的了解。大致有以下几个方面：

1. 老年男性性生理的特点：男性老人在唤起性欲的时间，引起勃起的时间和性高潮到来的时间等方面，均较年轻人慢，这是正常的生理改变，不应被理解为阳痿。在性高潮时伴随的生理现象，也不如年轻人明显。兴奋不再完全集中于生殖器，但仍可有活跃的性活动。有些老人虽已多年没有性生活，一旦有适当的性刺激和对象时，仍可恢复有效的性活动。如果没有什么急性或慢性的引起性功能丧失的因素，一个健康男性，纵然年过八十，也可进行充分的性活动。

2. 老年女性性生理的特点：绝经后妇女对性的生理反应不如年轻人明显，性高潮出现时，阴道和子宫收缩的次数减少了，在性反应的方式上可有某些差异，但从性的观点看和后者一样，仍具有良好的性功能，发生多重性高潮能力并不随年龄发生变化，尤其是一些持续着性生活的老年妇女，更是如此。一些没有性生活的老年妇女阴道萎缩的程度，明显超过那还有着适当性生活的同年妇女。在医学上这称为

"失用性萎缩"。

3. 健康状况越好的人，性欲衰减的程度越小，这与进入老年前夫妻性生活的状况有关。一般说，进入年前有较密切和谐的性生活，进入老年后仍能保持适当的性生活频度。从男女两性比较说，男性减弱的幅度较小，女性减弱的幅度较大。这与传文化的性压抑对女性的影响更大有关。

4. 老年人在性观念、性兴趣和性能力方面，存在明显的个体差异。

5. 性欲可分为胀满缓解欲和接触欲。前者又称排泄欲，如男性阴茎勃起和射精，女性生殖器的充血和前庭大腺、阴道的分泌增加等，这些受年龄影响较为明显，后者是男女的肌肤相亲的欲望，对老年夫妻来说，精神上的爱欲是主要的，如肌肤相亲，互相爱抚刺激这样的接触欲，也是一个主要的方面。

6. 医学模式已从纯医学模式向生物-心理-社会模式转移。老年人的性问题，不能狭隘地只看限于生理性行为，更应重视广义的心理性行为。对老年人来说，美满的婚姻关系，较少地依赖于强烈的性高潮，否则性生活的水平就会很快降低，而是依靠与夫妻间亲密感有关的积极欢乐。这样的话，性活动就有可能以各种形式保持下去，就能充分体会由广泛的爱情和关怀给双方带来的愉快和安慰，带来感情上的满足，有助于消除孤独感，增强自信心。一些心理学家认为，心理上的舒适感，使婚姻具有治疗功能，这在老人中格外明显。

三　老夫妻性生活与健康长寿

现代医学家认为，衰老并不意味性欲的必然减退和获得性高潮能力的丧失。老年人有正常而持久的性功能，这是健康长寿的好预兆和构成老年人精力充沛的一个重要方面。国内外调查资料表明：一些恩爱的老年夫妻，性生活仍能保持到 70～80 岁，个别男性到 90 岁尚有精子生存。日本东京大学朝辰正德医学博士认为，性激素的旺盛，是延缓衰老的物质基础。专管分泌性激素的丘脑下部和脑下垂体，受性活动刺激，可使激素分泌良好，这有改善血液循环和新陈代谢作用。他甚至明确提出，适当的和谐的性生活，有助于防止脑老化，避免生殖器废用性萎缩。因为性生活能刺激卵巢排出较多的雌激素，从而使妇女的皮肤更柔嫩润滑，精神开朗愉快，有助于减轻阴道干涩等不适。

美国心理学家简丽丝·古柯特研究发现，有性功能的老人如果长期性压抑，可以使身体免疫能力降低，使身体造成某些病态，还容易给老年人在精神上造成压力，出现焦虑、紧张、抑郁、自责等症状。

老年人正常的性生活，不仅可减少其身心疾病发生的可能，而且对预防癌症及多种妇科病也大有裨益。据德国医学专家研究发现，爱的举止能促使机体内"β-内啡肽"的分泌量增强，巨噬细胞和抗干扰素的活力增强，能避免和防止某些癌症的发生。老年夫妇正常而满意的性生活，可以减少男性前列腺、女性乳腺癌的患病率。一些性医学专家认为，这是因为同房后，可使男子前列腺保持经常性的畅通，血液循环得到改善，有助于避免和减少前列腺的炎症、肥大及恶性肿瘤的发生。和谐的性生活及性高潮中的快感，也有助于妇女体内各种激素间的调节、心理上的平衡及精神上的松弛，因而可降低乳腺癌的发病率。另外，男性精液中有种与青霉素相媲美的重要抗菌蛋白质——精液细胞浆素，这种物质能消灭葡萄球菌、链球菌等致病菌。老年妇女因雌激素水平下降，易诱发多种妇科病，适时的合理的性生活，使丈夫的精液能有规律地滋润阴道，起到有益的杀菌作用，从而防止和减少许多妇科疾病的发生。

性生活还是一项轻松的体力活动，据专家测定，夫妇间过性生活的耗氧量相当于登二层楼梯，一次轻快的散步。除促使老年人血液循环加快，肺活量增强外，还增加了骨盆、四肢、关节、肌肉及脊柱等全身运动，对健康有益。

世界上有不少百岁以上夫妻，无一不是夫妻恩爱。研究表明，单身比婚配者、丧偶比白头偕老者、离婚比不离婚者的死亡率要高一些。而男性尤为明显。这些差异的原因是失去了性爱的伴侣，产生孤独感、寂寞感所致。老夫妻的亲密无比的婚姻关系和性爱，是家中其他人所代替不了的。许多调查表明，老年男子更倾向于把妻子作为唯一的伴侣。

据美国有关人员调查，老年人还有一个重要的心理特点，越老越需要爱。许多老年夫妻亲密无间、形影不离，相依为伴，这是老年人最为宽慰的乐事。在医疗实践中，我们遇到过这样的情况，有个老人由于二年前老伴去世，而患心因性神经症，表现为失眠、烦躁、终日头病，觉得活着没意思。用了各种疗法，毫不见效。几个月后，医生见到他时，已容光焕发，原来他有了一个新的老伴。性爱使他得到了精神上的满足，起到了药物起不到的心理治疗作用。可见，正常的和谐的婚姻状态及性活动，对老年人的心理健康也是十分必要的。

四 老夫老妻的性功能改变

性生活是人生重要组成部分，是一种正常的生理需要。随着年龄的增长，进入老龄时，全身各器官的生理功能均产生程度不等的衰退，性功能必然也是如此。如果老夫妻不了解这些正常的生理改变，常会产生疑惧和忧虑。这些消极的精神因素，会对正常性功能产生抑制作用，引起或加重性功能障碍，这类称为"精神性性功能障碍"，因此，老夫老妻要了解一点性知识，对身心健康和家庭幸福均有非常重要的意义。

男性老年人的性功能改变，主要有以下几个方面：

1. 阴茎勃起以及由硬而坚的时间延长，出现这种现象不要以为有病。这是正常现象，无需忧虑。

2. 阴茎勃起的硬度减退，很多老人常硬不坚。

3. 射精前分泌物减少。

4. 性交时间可能延长。

5. 射精时快感减少或模糊不清，射精力量不足。

6. 精液量减少。

7. 射精后阴茎变软迅速。

8. 性交次数减少，60～64 岁平均为每周 0.7 次；65～74 岁为每周 0.4 次。

在老年人引起的性功能障碍的原因中，很大一部分人是由于对老年人正常性功能改变的了解不够，精神上产生抑制因素，如忧虑、悲恐、思想不集中（分心），夫妇不和、顾虑有损健康等消极因素，均可对性反应产生抑制作用，从而产生阳痿和性欲减退等。另一个重要原因与药物有关，有不少药物对性反应产生抑制作用，如地西泮、利舍平、氯氮䓬、普奈洛尔、溴苯辛等。

据性医学专家分析，50～79岁的男性老人发生性功能障碍的原因中，很大一部分病人与妻子的性功能改变有关。由于不理解围绝经期后女性性功能改变的特性，如产生厌恶、不快，甚至发怒等抑制因素，影响丈夫的性反应。妇女在围绝经期后，性刺激的敏感性减退，反应迟缓，阴道分泌物渗出物减少，阴道干燥，外阴萎缩，性交疼痛，无高潮反应等现象，会影响正常的性交。如在性交前使用滑润剂（如液状石蜡），或相互作较多时间的爱抚，待阴道分泌物较多时再性交，这样就可以避免以上一系列的不快，达到满意效果。

同样，老夫妻俩也应熟悉一点老年妇女性功能的改变，这对夫妇和睦，家庭幸福具有十分重要意义。

国外医学家认为"妇女的性功能无年龄限制"，在60～65岁的妇女中50％～71％对性生活仍保持着浓厚兴趣。78岁以上的妇女中19％～39％仍持有兴趣，并不因为绝经而影响性功能。相反，有不少妇女绝经后性欲相对旺盛，在绝经期中有不少妇女发生性欲减退，而绝经后一般可恢复。

影响老年妇女性功能的因素常与以下因素有关：

1. 长期中断性生活。如失偶或其他原因而中断性交，一旦再度性交，常会出现性功能衰退，但经一段时期的实践，会逐渐恢复的。此时不要有精神负担，如有思想负担，会成为性功能的抑制因素。故老年夫妇要保持正常性功能，首先应保持有规则的性生活。

2. 与年轻时性功能有关。年轻时性功能较旺者，年老时常衰退不明显，持续的时间较长。

3. 体力情况。如体弱多病者，会影响性功能。但如体力恢复，疾病得到治疗和控制时，仍可恢复正常性生活。

我国这一代的老年人，深受封建旧文化思想的束缚和影响，把性行为看作见不得天日的丑事，特别是在儿女长大成人以后，更觉得夫妻的性关系随着儿女成人就应该中断，在心理上对性行为产生了排斥抵触情绪和自卑感。这种心理上的排斥，深深地影响着老年人的性行为。

年轻时就没有获得过性极乐感的妇女，其中有一大批性冷淡、性厌恶的妇女，如果没有对性的再认识，更不可能指望她们在老年，在精力和内分泌水平走下坡路时，再能获得性高潮，而增加对性活动的兴趣。一般的规律是，年轻时就性冷淡者，年老以后，在性的方面更加冷淡和厌恶，由于自身的抵触情绪，往往使性交不能，久而久之，会给老年夫妻生活带来阴影。

老年夫妻的性活动习惯是从青年时期延续下来的，这习惯对老年期性生活的影响非常重要。如果他们从年轻时代就配合默契，始终保持着和谐、规律的性生活，那么，他们的性活动仍会坚持到老年。如果男方在年轻时期就由于诸多原因而对性活动持冷淡态度，那么更别指望在老年时能"起死回生"。这样的老夫妻常常喜欢分居。

老年妇女停止性活动的主要原因，归结于丈夫方面的有丧偶、离婚、丈夫有病，更多的则是丈夫阳痿或失去性兴趣。而老年妇女的自卑感，无疑使自己丧失了许多机会去享受性爱。衰老并不是过错，这是自然发展的规律。自卑感是对人们多余的惩罚。

对一个家庭和一对老夫妻来说，自己所富有的永恒的魅力来自心灵的美，和在共建家庭过程中所付出的巨大代价，以及和谐美满的性生活。妇女围绝经期前前后后的一时性烦躁、多疑、易怒、自卑等变化，往往使丈夫无所措。没有医学常识的人，往往认为这是永久性的变态，有些家庭就因此而瓦解，这是很遗憾的。据上海一份资料表明，老年人的离婚要占离婚案中 8％～12％，其中围绝经期前后的性格变化是一个不能忽视的重要原因，应引起老夫妻的警惕。

目前我国的很多老年妇女，由于在青、中年时，繁重家务劳动和社会工作、哺育子女、教育孩子，加上生活不富裕、操劳过度，住房条件差，几代同室等原因，使夫妻间的性活动、性爱发展受到较大障碍，匆匆而作，女方常常得不到性满足，造成性烦闷，导致盆腔淤血，易引起盆腔炎症等妇科疾患和性冷淡，甚至能使一温柔的妇女变得暴躁起来。

有的老年妇女在性的问题上，拒绝丈夫，有时还夹杂着些侮辱性的话语，这就可能伤害老夫妻间的感情。

以上几种老夫妻性生活的情况，在现实生活中是经常碰到的。

六 老年疾病与性卫生

对老年慢性病人来说，性生活目的不应当着眼于有无性高潮，即应是为了增进感情和心理"进补"。老年病人适当而满意的性生活，可以身心舒畅、情绪稳定，促进老人的自信，使其感到健康在恢复，增强其积极乐观的情绪，增进晚年生活的幸福感。因此，老年病人正确对待性生活具有积极意义。

国外学者曾对健康者、冠心病病人和心肌梗死病人性活动时的血压、心率等情况做过调查，说明性活动只相当于一次中等量运动，其心脏付出的能量相当于以一定步速横穿两条马路时的活动量，这对大多数老人来说是能够胜任的。因此，老年病人性活动的不良现象、大多数病人的性活动障碍都是恐惧和忧郁的心理因素引起的。

以下对几种主要的老年病病人的性生活问题，作一介绍：

1. 心肌梗死：发病后2个月内，应禁止性生活。但病人心肌梗死后，其性功能状况通常会发生改变，有的甚至于完全停止。病人中最常见的错误观念是认为，性交肯定会引起心肌梗死的复发。这主要原因是医生没有向病人讲清楚这方面的知识。就以男性老人为例，其实，从亲昵到出现男性性高潮的整个性活动过程所造成的体力消耗，对病人来说并没有危险。如果人能上二层楼的楼梯，那么这个病人就完全能够承受性生活所需要的活动量。不过为了能够安全地进行性生活，病人必须加强锻炼以提高心脏的耐受力。

心脏病老人在接受心耐力检查之前，适当地限制性活动还是有必要的。人通过适当的身体锻炼来逐步恢复正常的性生活。医生也应给他们充分的鼓励和指导。性交时，可选择夫妇都比较便于放松的体位，如女性上位、侧卧位、坐位等。还应避免动作过猛，时间过长。在进行性交活动前，应限制食物的摄入量，不要过饱，不要饮酒、洗澡。让病人的老爱人了解老年性生活的知识，会有助于病人更好地恢复性生活。当病人尚未恢复到能进行性交活动之前，可以通过其他性行为来缓解性紧张，如亲昵、爱抚等。

万一在性交过程中，病人如出现胸闷、胸痛和不舒服感觉，应减慢或停止性交。最好备有硝酸甘油、麝香保心丸等药物，或在性交前30分钟服用。

2. 心绞痛：有冠心病心绞痛的老人在性交前，宜服用长效三硝酸甘油或麝香保心丸来预防心绞痛发作，宜采取坐位或立位姿势性交，可减少体力消耗。

3. 高血压：患有高血压的老人应避免性生活过度，应避免在抽烟、酒后、饭后性交。对有精神紧张的老人，可少量服用镇静药。要控制性生活的频度，和性生活持续时间，因为性生活对神经系统和心肺都是一个负担，它可以使血压升高，如舒张压可升高 20～40 毫米汞柱，收缩压可升高 40～60 毫米汞柱。血压很高的病人，应禁忌过性生活，以免因过高的血压致使脑血管破裂，发生脑卒中（中风），甚至昏迷死亡。因为性交可使心跳加快，心肌缺血，还有产生心肌梗死的危险。在性交时若发生头痛、头昏、眼花等不适，应停止性交。另外，高血压病人在舒张压高于 120 毫米汞柱，或者血压不平稳，有上升趋势时不应该进行性交。避免双方不情愿地勉强性生活。不要带着头痛、头昏、眼花症状进行性交。高血压老人以清晨性交为宜。

4. 心力衰竭：未经纠正的充血性心力衰竭病人，应禁止过性生活。治疗后若能耐受中等程度的体力活动（如能上二楼），并不感觉难受，则多可恢复性生活。但宜采取坐姿性交和采取必要的预防措施（如口服地高辛药片等）。

5. 二尖瓣疾病：二尖瓣疾病伴呼吸困难的老人不能过性生活，这可诱发心房纤，进一步影响性功能。

6. 老年慢性支气管炎：病人若在中度用力时，就会出现呼吸图难，则性交时就常常会因缺氧而感到性生活困难。部分人可有阳痿、性欲减退，但经过腹式呼吸，医疗步行等康复训练者，缺氧和焦虑情绪都会有所改善，性功能也可能有一定改善。但严重病人要改善性功能，是比较困难的，只能用改变性生活方式，如以爱抚、亲昵为主。

7. 糖尿病：性功能障碍本身就是男女糖尿病病人的常见症状。男性糖尿病的病人大约有半数病人会发生阳痿。发生率与年龄有关，年龄在 60～65 岁之间的病人，发生率高达 75％。阳痿可发生在患病之初，或数年之后，但一般是逐渐产生的。开始时主要表现为勃起不坚或勃起难以持久。除阳痿之外，有的老人还可以逆向射精、早泄等。虽然糖尿病的老人仍有性欲，但有些老人往往过分担心自己会丧失性功能，而加速了阳痿的发展。

糖尿病引起的阳痿是可以防治的，控制病情，增加营养，心理对症治疗就是最好的防治方法。

8. 外阴白色病变：老年妇女患了此病，外阴皮肤发白、增厚、外阴奇痒。外阴的这些病变，对性活动的影响较大。外阴奇痒越到晚间越痒。使老人心烦意乱、坐卧不安，影响性欲。阴道口萎缩狭窄和大小阴唇病变，给性交带来疼痛，尤其是此对丈夫和女方的心理影响更为严重。因此，性交时动作要轻柔，特别是阴蒂区有病变时，应变换体位，避开对阴蒂的直接刺激。

9. 老年性阴道炎：只有在急性期才停止性生活，一般对性的影响是轻微的，原有性兴趣的老妇，一般不会因老年性阴道炎而终止性交。如果性交时分泌物不足，应采用一点阴道润滑剂。

10. 前列腺炎：急性前列腺炎病人常有性欲丧失和阴茎痛性勃起或痛性射精，明显影响性生活。慢性前列腺病人常可出现性欲减退、早泄、血性射精、疼痛性遗精。强烈的疼痛与性高潮同步，这样则可导致性生活中止或继发阳痿。治疗前列腺炎是改善性欲的唯一恰当办法。

11. 前列腺手术：前列腺切除术的最常见原因是老年人的前列腺增生。术后很多老人会出现阳痿、逆行射精等。逆行射精对老人的性生活影响并不大。阳痿老人可以通过非性交的方式满足双方的性需要。前列腺手术后引起的阳痿，大多与老人心理作用的影响有关，这是可以对症治疗的。

另外，药物对于老人的性功能确实具有较大的影响，但又往往呈现可逆性，且一般并不导致严重后果，因而不引起人们重视。最易导致老年人性功能障碍的药物为：抗高血压药、抗精神病药及抗抑郁药、抗焦虑药、镇静安眠药等，如甲基多巴、胍乙啶、利舍平、苯巴比妥、速可眠、地西泮、氯丙嗪、氟奋乃静，其他还有苯妥英钠、阿托品、普罗本辛、西米替丁、马来酸氯苯那敏、苯海拉明、谷维素等药物。烟、酒对老年人性功能，也有抑制的影响。

总之，老年病人的性生活不应当是一道不可逾越的障碍。老伴、医生都必须帮助老年病人，使他们在有生之年能得到高质量的生活，包括性生活。老年病人有权力，也有潜力享受性生活的乐趣。

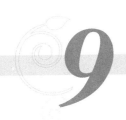

9 老爸老妈的"角色"转变

这里指的"角色",不是戏剧、电影中的概念,而是指和一定的社会位置相联系的人的行为模式。由于每个人处在多层次的社会关系中,往往可以充当几种角色,而这几种角色是能相互转变的。例如,一个人在车间里是车间主任,是领导,但又是厂长的下级,是被领导;回到家里,他是儿子、丈夫和父亲,又可能是外公或是祖父……

老年期是一个角色急剧变化的时期,老年人应该了解这些角色改变,如由在职职工变为退休职工;由领导干部变为退休干部;由家庭主要经济收入者,变为家庭辅助经济收入者;由父亲变为祖父;由女婿变成丈人及外公等。如果老年人对自己充当的角色,或者角色的变化有了一定的认识,并能采取与某角色相应的行为,老年人就会心情舒畅、精神振奋、生活愉快;否则,老年人就会闷闷不乐,牢骚满腹,生活在重重心理矛盾之中。

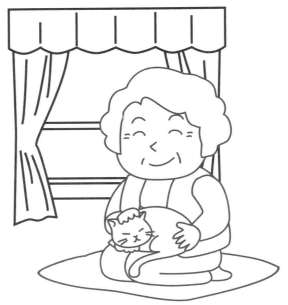

送给老爸老妈的健康书

在城市中，大部分老人是退休职工，在他们退休之日起，将与新的社会环境、新的社会群体建立联系，社会角色也将随之改变。他（她）们的生活、心理活动等也随之发生较大变化。据老年学家研究认为，退休是一个通过 6 个阶段展开的社会角色变化的过程。

1. 退休前阶段：当自己临近退休时，有的人对此抱消极态度；有的人刚刚开始想象自己退休后的生活，处在这阶段的人一般思想活动较剧烈。

2. "蜜月"阶段：即刚退休后的一段时期，有的老年人常会产生一种近似新婚期的异常快乐、欣慰的感觉。老人从平时紧张、繁重的工作中解脱出来，可以完全自由地支配自己的时间。有的老人在这个时间显得特别忙碌，尽情地从事各自感兴趣的活动，如拜访亲友、旅游、学琴、学绘画、垂钓、种花、缝纫、编结等。由于每个老年人的经济条件、健康状况、家庭环境等因素的影响，各人的"蜜月"阶段有长有短。

3. 清醒阶段：在"蜜月"阶段过后，生活节奏开始减慢，有些已经清醒了，他们发现退休前的许多美好愿望，现在不能全部实现，角色改变后的生活他们不习惯，有的老人反而感到还是退休前好，开始有点失望，甚至沮丧。

4. 重定方向阶段：此阶段老年人已从幻想中回到现实中来，开始调整自己的生活和希望，小心谨慎地选择更加符合现实的活动。不少人参加各种各样的以自愿为原则来组织，在集体的帮助下重新确定自己的生活目标与方向。许多老年人积极地参加各种社会活动，成为热心的社会工作者和社会活动积极分子。他们有的完全出于义务，有的也企求从中获取一定的经济收入。有的进了老年学校，进行各种感兴趣知识的学习。经此阶段后，老年人的内心比以前充实了，心理也较协调了，生活也稳定了，因为他们在生活道路上重新找到了较为现实的追求目标。

5. 稳定阶段：退休老人已经建立了一套与自己的角色改变相适应的生活模式，知道什么是自己所期望的；什么是自己可以干的；什么是自己的长处与短处，他们已经轻松自如地完成了自己的角色改变，成功地进入了退休角色。这个阶段的老年人心理活动正常，对生活感到满意，家庭及夫妻关系也较前更为和谐。

6. 结束阶段：大部分退休老年人因疾病和体衰，不能再热衷于社会工作、家务劳动或者连日常生活也不能自我照顾时，他们就转变为一位病人角色，或失能、半失能老人的角色。这种角色改变的基础是人体生理功能下降，但并不意味着这阶段的老年人心理活动也明显下降，有的老年人心理活动仍可保持在相当高的水平上，也有少数老年人还能为社会做出不少有益的贡献，如老作家冰心、杨绛、老画家齐白石等。

由于退休老年人的个体和社会环境差异，使得这六个阶段不可能和每个人完全符合。有的老年人可能并不经历所有六个阶段，其中有的阶段可能一跃而过，也有可能几个阶段混在一起。

有的老年人退休后，由于社交范围缩小，人际关系发生了改变，对老人的心理产生干扰，使一些老年人在一个时期内很难适应现实生活，并且出现一些偏离常态的行为，甚至由此而引起其他疾病的发生或复发，从而影响了健康，这种变化曾被称为"退休综合征"。

退休综合征主要表现为坐卧不安、行为重复、犹豫不决、不知干什么好；偶尔还出现强迫性的定向行走；由于注意力不集中，而经常发生做错事情的现象；性情变化明显，容易急躁和发脾气；对任何事情都不满意，脑子里总爱回旋着以往的经历；有的人情绪忧郁，常常深夜不眠而望天长叹；有的人表现整天心烦意乱、头昏眼花、心慌气短、无所适从、浑身不适，还常常疑病、恐癌。

退休综合征的发生与老年人性格有一定关系，如平素忙忙碌碌、事业心强，好胜而善于争辩的老年人，以上情况发生率就较高。无心理准备而突然退休的老年人发生率不但高，而且症状偏重。平时活动范围大，而有多种爱好的老年人却很少患病。一般女老年人适应较快，很少有上述反应。我国老年工作者的调查结果表明：患有退休综合征的老人绝大多数在一年内能自然恢复常态，个别性格急躁而又固执的老人需持续 2～3 年，才能逐渐适应。

二　顺应社会"角色"的变化

任何一个老年人，如果不能适应退休这个社会现实，就会处处觉得别扭，生活得不安宁，他们的言行往往在社会中遭到冷遇，甚至处处碰壁。因此，退休的老年人应该面对现实，努力从以下几个方面来适应这个社会现实，适应这个角色的改变。

1. 正确认识"第二人生"：退休后，按照现代老年学的说法，便步入了第二人生，这是人生道路上的重大转折。老年人要有充分的精神准备，在心理上尽快地适应这一转折，以适应自己身体功能的衰退，以便真正欢度第二人生。第二人生的说法比"幸福的晚年"说法更为积极、深远。第二人生是人生的一个崭新阶段，人生到这个新阶段也要从零开始，重新谱写生命旅行中的新篇章。

2. 顺应角色的改变：例如，你原先是一厂之长，现在是退休干部，如果你还是以厂长的态度来和其他人说话，就可能不受欢迎；如果你还是用厂长的想法去办事，当然要碰钉子。所以，老年人的角色一旦改变，想法和言行也得随之改变，这是适应社会的关键。

3. 跟上社会发展的步伐：我们所处的社会在不断地向前发展，如果老年人的思想和心理活动跟不上社会的发展，当然就不能适应社会了。例如，一个老年人老是用过去的观念、过去的思想和生活模式去对待目前社会现实，那么你的言行自然会使人感到奇怪，就不可避免地会碰壁，遭到别人的冷遇。那么，你的晚年生活怎么会平静、安宁呢？因此，老年人退休后，仍要不断地学习。

4. 努力减缓心理活动的衰退：有些老年人不适应社会，是由于心理活动衰退所致。例如，做事丢三落四，讲话语无伦次，反应十分迟钝的老年人，当然不可能适应时代的节奏和社会的变化。因此，老年人必须采取积极的手段来减缓心理活动的衰退，使自己的心理活动保持在一定的水平上，这对老年人的适应社会同样是十分重要的。减缓心理衰退的具体方法，可参阅前面有关章节内容。

5. 改变自己的个性：有的老年人由于个性特点，不能很好地适应社会。他们或是刚愎自用，或是脾气急躁，或是喜怒无常，或是沉默寡言，这些老年人就需要努力改变自己的个性，这样才能使自己的第二人生过得更愉快。

6. 设法与同年龄段的老年人建立新的友谊：因为老人退休后，在社区、里弄、街道、公园里，和同年龄段的老人接触增加，虽然过去大家都在不同一单位、有不同生活经历、不同职业，但大家的现在年龄相仿，处境相似，彼此可能有较多的共同语言。根据爱好、职业等，可以组织一些兴趣小组、联谊会、读书会等组织加强联系，开展活动，这对老年人身心健康是十分有益的。

7. 帮助老伴适应角色的改变：老年人退休后以家庭生活方式为主，老夫妻俩接触最多、最密切，上述的几个方面老夫妻间能互相帮助、互相支持、互相督促，使对方尽快适应自己角色的改变，尽快顺利地度过上述的退休后的"清醒阶段"和"重定方向阶段"，老伴的这方面作用是不能低估的。

8. 做好退休前的准备：老年人在退休前，就有必要为退休做好各方面准备，如经济问题、闲暇时间的消遣问题；准备在退休后，仍适宜做的一些以前工作，发挥余热；保持一些社交关系等。最好在你或你老伴退休前六个月，就开始按照退休后收入水平过日子，这样做退休后就比较容易进行经济上的调整。

三　老年人的家庭角色改变

人们都追求美满幸福的家庭生活。家庭更是退休后老年人活动的中心。家庭在老年夫妻生活中的重要性是无法估量的。和睦家庭是老人心情愉快、安度晚年，以及社会稳定、进步的必要条件。

老夫妻间的关系，我们在"老爸老妈感情要不断'充电'"一节中已有叙述，这里主要是谈谈老夫妻与家庭其他成员间的关系。

著名社会学家费孝通教授对家庭、对父母与子女的关系，有一个很好的三角形的比喻，父为一个点，母为一个点，子女为一个点，三点连成一个三角形。这个三点连成的三角形比父母两点连成的直线要稳，可以促进家庭关系的稳定，老夫妻必须很好地理解这个比喻。

据调查，我国老年人在两代关系上大多数是和谐的、亲密的。湖北省武汉市有关部门曾调查 1000 位老人，两代人关系和睦的占82.5%。上海市老年学工作者调查过 681 位老人，子女与老人很好或较好的占 94.4%。四川省成都市也曾调查过 220 位老人，与子女媳婿关系好的或一般的占 90.7%。从这些调查中还可看到，子女对老年父母态度好，家庭气氛大多融洽和睦；对父母态度一般的家庭，气氛也就一般。在自感晚景不佳的老人中，两代关系不好的最多。宁愿早死的老人中，晚年丧子的不幸遭遇者不少，白发人送黑发人，对老年人来说，是非常惨痛的。

国内老年学工作者曾对 106 名老干部、220 名老教师、175 名老工人的两代人关系进行调查。从调查的结果来看，两代关系大多还是比较好的，但三类老人程度上还存在着差异。在老干部中，一想到儿女感到"高兴、自豪、放心、安慰"的有 26.4%；"喜忧参半"的有41.5%；"担心发愁""头痛生气""心寒后悔"的有 18.9%。儿女对父母"体贴、孝敬"占一半，"表现不好""埋怨老年人"的不到5.0%。在老教师、老工人中，一想到儿女就感到"自豪、高兴、放心、宽慰"的，在老教师中占 73.8%，比老工人中占 67.4% 略高；"喜忧参半"的相似，分别占 22.0% 和 22.3%；"担心发愁""心痛生气"和"心寒后悔"的，在老教师中占 8.5%，比老工人中占 16.6%要低。认为儿女对自己"体贴、关怀"的，老教师中占 69.8%，要略高于老工人中占 55.4%。对儿媳或女婿感到"非常喜欢""比较喜欢"的，老教师中占 58%，比老工人中占 48% 要高。总的说来，这三类老年人与子女的关系都是比较好的，两代人之间大多是彼此理解、相处和谐的。三者相比较，老教师的两代关系最好。

两代人关系如何，当然会影响到退休老人对生活的满意程度和对老年期的适应。老夫妻在处理好和子女的关系时，必须注意以下几个方面的问题：

首先，老夫妻要清醒地意识到自己的角色改变。以前仅仅是父母角色；现在又成了公婆角色或丈人、丈母娘角色，祖父母角色，外公外婆角色；以前是家庭主要收入者，现在是家庭次要收入者等。随着角色的改变，行为也应该有相应的改变，比如老年人待儿媳和女婿就应该比待儿子和女儿更好一些，否则两者之间就容易产生隔阂。当然，反之也一样，小辈待公婆和丈人，丈母娘也应该比待自己的父母更好。这样，家庭成员就会和睦相处。

其次，老夫妻的思想要跟上时代的发展，不能用老的一套来要求今天的子女，否则往往会引起子女们的反感。在家庭中一定要造成一种民主、平等的气氛，摒弃"家长制"的作风。

第三，要注意到子女们角色的转变，他们已由纯粹的子女角色转变成既是子女角色，又是父母角色。如果再"管头管脚"，只会在他们心理上引起抵触情绪。老夫妻应该尊重子女们，选择自己生活方式的意愿。

第四，家庭大事要有老夫妻双方及子女共同商定，这样反映了家庭的民主精神和民主作风，从而增强家庭的和睦气氛，有利于增进家庭的凝聚力。

第五，老夫妻应该了解年轻人的心理特点，还可以常常回忆一下自己年轻时的心理状态，这样有利于和子女们产生心理上的共鸣，处理好两代人的关系。

老夫妻只要及时地意识到自己角色的变化，适当地调节自己的心理活动，同时进一步了解并尊重家庭其他成员的心理变化和心理特点，每个家庭成员做到心理相容，就可以很好地处理和家庭成员之间的关系，使家庭充满着春天般的温暖和活力，就会有个和睦、欢乐、和谐的家庭环境。

当然，目前许多家庭所产生矛盾的主要原因，并不在于老人，而是家庭其他成员的不良表现引起的。家庭其他成员的尊老爱幼的态度和行为也是十分重要的，目前已引起社会的关注。

"男大当婚、女大当嫁"，这标志着子女长大成人，也意味着父母跨入或即将跨入暮年。对于子女来说，他们像一只羽翼丰满、振翅欲飞的鸟一样，向往着自由自在的独立生活。对老年人来说，除了有一种自豪和欣慰感觉外，却伴有一种鸟去巢空、冷清寂寞、内心深处的酸楚失落感。

老夫妻对子女的婚嫁，为什么有明显的矛盾情感呢？

我们来分析一下，父母对子女的爱和子女对父母的爱的差异。德国哲学家黑格尔曾说过："总的来说，子女爱父母不如父母爱子女那样强烈，因为子女走向独立，变得强壮，于是就走到父母前面去了，而与此同时，父母却总在子女身上看到自己活动的实际对象。"也就是说，子女在父母生活中，比父母在子女的生活中所占的地位重要些。因为父母对子女来说基本是感情的客体，而子女对父母来说，既是感情的客体，又是活动的客体。父母对子女的爱是坦诚无私的，倾注了自己全部的情感和心血，而子女对父母的爱，多半则是出于感激之情、报恩的想法。有人说"孩子小时父母在他们心中是第一位；长大成人有了小家庭，父母就降到第二位；如果生了孩子，父母就降到第三位了"。要知道，一代一代都是如此，老年人如果明白了这个"规律"，那么老年人就会心安理得一些，想得开一些了。

正因为如此，子女认为婚嫁是必然的，这不仅不会妨碍自己报效父母，还会解除老人的一桩"心事"。而老夫妻则不然，看着自己用全部心血浇灌起来的儿女如今或嫁或娶，眨眼就要离开自己，再也不会在自己身边，心里不知是什么滋味。所以老夫妻实际生活中常常会有种无可奈何、莫名其妙的烦恼，凄楚感油然而生。有的也不免会产生嫉妒和不满。看来，婆媳、翁婿关系不好相处，这也是一个原因。

老夫妻请记住英国哲学家罗素的一句话："老年人对孩子不要过分依恋，这样才能度过美好的晚年。"

当然，如果子女婚后和老夫妻住在一起，老人的失落感相对会减轻，但也会出现一些其他矛盾，如子女分家就是其中之一。

小夫妻与老夫妻一起住一起吃？还是一起住，分开吃？还是分开住，一起吃？还是分开住，分开吃？目前据了解，除少数年轻人想把父母作为靠山，或因无房和父母住在一起外，大多数年轻人在有条件的情况下，都愿独立生活。有的年轻人还把和老人"分开居住"作为婚姻的条件。

子女认为，年轻人和老年人生活习惯不一样，对第三代的教育上也有分歧，与其在一起不愉快，还不如分开过。老年人认为，自己离退休后，亲朋好友相继病故，自己也可能朝不保夕。这时老人孤独感油然而生，他们把全部精神寄托转移到子女或第三代身上，变得格外依赖儿女。所以，人越是上了年纪，就越是想和小辈们生活在一起，尤其是老年女性。她们与小辈住在一起的意愿，要比老年男性更强烈。

其实，老年人和年轻人同住，应一分为二地来看问题，有利的一面是照顾老人方便，消除老人孤寂感等。但从根本上来说，到底是否一定会如愿呢？婆婆与儿媳是在出身上和教养上不同的两代人，却要承担同样的家庭使命，怎么能长期意见完全一致地管好家务呢？牵一发而动全身，一人有情绪，全家不高兴。较明智的办法是各立门户，相距不远，"一碗汤距离"，既可频频交往，互相照应，又可免去婆媳矛盾，这也免去了不少其他可能发生的不愉快。所以，老年人不必害怕子女婚后和自己分家另住。

五 正确面对"代沟"

常常使老夫妻感到困扰的一个问题，是下一代或第三代的年轻人与老人想的和希望做的不一致。老年人感到在很多方面同年轻人"格格不入"，年轻人对老年人也有同感，这就是"代沟"，即老一代和年轻一代多方面的差异。

代沟的表现是多方面的。从生活上，如穿衣，娱乐，饮食，家庭布置，甚至看什么电视节目到社会活动。又如，选择职业、待人接物、学习知识，直到价值观念等。再如生活目的、工作态度、社会评价、婚姻和家庭生活观念等等方面，老年人时时表现出和年轻人不同的看法和行为。这是每一个老年人在现实生活中实际感受到的。

上海市老年学工作者曾对786名不同文化程度的青年人进行两代人关系的调查，结果子女认为与父母感情很好的占49.5%；较好的占27.8%；一般的占20.1%；较差和很差的不到3%。有65%的子女认为受到父母的关心和尊重；26%的子女则认为情况一般；9%的人认为父母较少和很少关心和尊重自己。子女认为父母很理解自己的占17%；34%的子女认为父母较理解自己；32%的子女认为属于一般性；还有少数的子女认为父母较不或很不理解自己，分别占13%和4%。子女与父母交流思想较多的占50.7%；一般的占33.2%；很小的占16.1%。子女与父母的分歧依次为生活方式、思想观念、择偶标准、学习工作、饮食卫生、市场供应等。子女遭到父母批评的主要原因是：观点不合占34%；不做家务占27%；其次才是穿着打扮占8%；抽烟或喝酒占7%。

"代沟"，其实是一种很正常的社会现象，它是一个在时间上不可避免的历史事件，因为社会的发展变化，老年人和年轻人有着不尽相同的社会经历，人的价值观念和行为的不同是自然的。代沟又是一个生物事件，因为一个人从青年到老年，生理上的变化必然带来心理上和行为上的变化。

老夫妻和子女两代人生活方式上差异并非偶然。现代比较心理学研究表明，同过去相比，现代青年的成熟期普遍提前，他们迫切希望早日步入社会，独立自主。而父母认为在上一代人眼里，孩子总是孩子，他们生活经验少，不懂事，需要多加管教。由此发生一些矛盾，父母认为子女长大了，翅膀硬了，不听话了；而子女则抱怨父母对自己老是"不放心"。

另外，目前社会生活条件日益改善与提高，现代青年的知识水平普遍高于父母，他们获取的信息量大，兴趣广泛，喜欢做横向比较，向生产力高度发达的国家看齐。在条件许可情况下，追求现代化生活方式，要吃好、穿好、住好、玩好。有的年轻人认为，有条件就得"享受"，讲究"时尚"。而上一代的老夫妻，知识面相对狭窄，信息闭塞，兴趣不广，为长期来的思维模式所束缚，生活讲究朴素、勤俭，喜欢做纵向比较，比比过去、眼前的现实生活就十分知足了。

由于两代人生活追求不同，需求不同，因此下一代人往往认为老夫妻是"有福不会享"，而老夫妻则往往认为子女是"身在福中不知福"。

在思想观点上，现代青年人思想比较解放，敢想、敢说、敢做，尤其在经济体制改革的今天，他们渴望自己能成为开拓型人才，对社会上一些不良现象，敢于发表自己看法。但由于缺乏经验，看问题不够全面，把局部看作整体，容易偏激。而上一代人相对来说，思想保守些，有的老年人还在过去吃过"苦头"，不愿对社会上一些问题大胆议论。有的老年人还批评或训斥下一代，要他们小心谨慎，夹着尾巴做人，担心子女犯错误，因此两代人在某些问题上缺乏共同语言，产生隔阂。

但是，我国两代人之间所存在的分歧和隔阂，与西方社会家庭存在"代沟"，在性质上不能相提并论。这由于我国国情不同于西方国家。我国传统的家庭观念根深蒂固，两代人之间并无根本利害冲突，父母是爱护、关心子女的，需要子女能在自己晚年给予"生活上的照料"，而子女仍然希望得到父母的各方面帮助和支持。为了使两代人的关系更为亲密，有更多的共同语言，使家庭生活更加美满幸福，两代人都需要不断学习，接受新知识，适应新的生活；加强相互理解，相互交往，使两代人在更高基础上，建立起新型的关系。

正确的处理代沟，当然是两个人共同的任务，但我们在这里主要谈谈老夫妻如何正确对待代沟。现在大家流行这样一句话"理解万岁"，看来这也是老年人对待代沟的根本方法。当然，这"理解"是包括不同年龄人们之间的互相理解。理解并不意味着赞同，也不意味着一定要站在对方的立场上，而是一种宽容，即允许对方按照自己的意愿行事，其中包括老年人自己。宽容是以理解历史和生物变化为基础的。理解并宽容，老年人就会解脱"代沟"的困扰。

六　做个大度的婆婆

婆媳关系在家庭生活中，起着重要的作用，左右着家庭其他人际关系和家庭的正常生活。

有人调查了已经当了婆婆的不同年龄、职业、文化程度的老年妇女，其结果婆媳关系一般的占 54％；关系融洽的占 28％；关系紧张的占 18％。而同一人群中，父母、子女关系好的占 77％；一般占 20％；差的占 3％。说明一般家庭关系中，父母子女关系优于婆媳关系。婆媳关系不好的虽然是少数，但它给社会和家庭带来的消极作用却不可低估，不少老年妇女常为婆媳关系而苦恼。

从调查资料来看，婆媳不和最常见的原因是老人经济条件较差，其次为饮食习惯不同、脾气性格不合、教育孩子方法有分歧等。婆婆文化水平与婆媳关系有一定的内在联系，婆媳关系融洽的，半数以上老人有大专以上文化水平。相反，婆媳关系紧张的老人，则大部分是初中或小学程度。老人能否照顾第三代，也是一个重要参数，婆媳关系融洽的老人，多半能照顾儿孙，儿子又是协调婆媳关系的一个核心人物。

这里就婆媳的矛盾，对做婆婆的老人说几句话。婆媳不和，当然责任是婆媳双方的。一般在老人方面的，有两个原因：

一是内心期待不当。比如婆婆过生日，希望儿孙们买东西为她祝寿，这个希望就叫内心期待。如果到生日那天，儿孙们果然买了东西来祝寿，而且媳妇还给她买了一套新衣服，做婆婆的内心期待"超额"实现了。这一天，她肯定乐滋滋，即便有些事情要在平时她早就生气了，在那一天也可能是"大事化小，小事化了"。可见人的情绪、心境同内心期待很有关系。

婆婆对媳妇的内心期待往往同她和儿子间的关系成正比。母子关系好的，对媳妇的期待就高；母子关系差的，反正自己儿子都不满意，对媳妇的好坏就无所谓了。婆媳闹矛盾的，大多媳妇进门前母子的关系还融洽，因此对媳妇进门后的为人、脾气、理家、才能等，有种种良好憧憬和期待。但婆婆对媳妇的了解终究是有限的，而婆婆对新生活的期望总是比现实生活要更高一些，因此婆婆对媳妇的内心期待，往往会出现"超高"的倾向。一旦媳妇的实际表现达不到自己的期望，婆婆就可能会失望，而对媳妇产生看法。

二是老人心理准备不足。老年人似乎有个共同心理，怕儿子"娶了媳妇忘了娘"，她希望自己同儿子的关系，能同媳妇进门前一样亲热。事实上，姻缘关系要比血缘关系更紧密、更亲近，母子关系会发生重大变化。如果儿子有什么心事，以前总是对娘直言不讳，现在却往往先找妻子商量。媳妇常把自己和丈夫、孩子称为"我们"，把老夫妻成为"你们"，名为一家，实分两边。老人心里，就有一种不是滋味的失落感，老年人对这种变化的心理大多准备不足，因此极易认为是由于媳妇进门后的关系，才使儿子对娘不亲，于是隔阂也就不难找到它的根源了。

所以，要搞好婆媳关系，婆媳间调适是十分重要的。从老人方面来说，尤要注意以下几点：

1. 要有心理准备：对媳妇进门后家庭关系变化要有足够的心理准备。不只是增加了一个人，而是诞生了一个新的小"团体"（新夫妻），是质的变化。家庭关系发生某些变化，尤其是母子关系，这是情理之中的事情，做婆婆的千万不能因此而不快。

2. 对媳妇期待值不能太高：一般来说，母子关系尚好的家庭，媳妇进门时，对婆婆都比较尊重，有时为了使婆婆高兴，还会有一些"讨好"的表现。不少婆婆把期待值定在这个基点上，就不妥当了。实际上，大多数情况是随着时间过去，相互了解和熟悉，相处中"熟不拘礼"的成分会增加。另外，人的情绪波动是经常发生的，可能会不时影响家庭中气氛。如果老人期待值定得太高，一旦不能满足，就易失望，产生埋怨、不快情绪。如果期待值定得低一些，就能使期待值经常超额，喜悦之情就会常存心头。即使不能实现，由于差距不大，对情绪的影响也不至于太深。

3. 要有"以婿为子，以媳当女"的精神：婆婆能通情达理、豁达大度，把媳妇看成是自己亲生女儿一样，给媳妇做出好样子，就会反过来促进她对婆婆尊敬、体贴。

感情是相互流动的，现实生活中再好的家庭，也难免有不协调的时候，每逢此时，当婆婆的应当主动调整自己的情绪，最大限度地做到宽容和理解，即使原来基础不太好的婆媳关系，也会在相互促进和影响下逐渐融洽起来。

七 正确对待第三代

人到老年，特别是离退休后，大多数老人对第三代的感情异常浓厚，有时会超出对第二代的感情。老夫妻对第三代如何体现出真正的珍爱，确实是一件很不容易的事情。俄国大文学家高尔基说过这样一句名言："爱孩子连母鸡都会，但是教育孩子就是一件伟大的事业。"这句话对隔代的老夫妻同样意义深刻，更是一个十分中肯的忠告。

尽管社会的发展，小家庭取代了大家庭，但是这种对儿孙的爱，却是永远不会泯灭的。老夫妻如何正确体现对第三代的爱是十分重要的。珍爱同溺爱有根本区别。现实社会生活中，父母对儿女教育，多少有些执着，而祖父母对孙辈的爱，则常常带着纵容。所以经常有儿子、媳妇或女儿、女婿说这样的话"都是爷爷、奶奶宠坏的""都是外公、外婆宠坏的"。老夫妻对第三代疼爱过头，会使子女管教第三代上很难坚持拟定的守则，因为有了老夫妻做"靠山"，第三代的孩子也就有恃无恐了。

那么，老夫妻应该怎样正确去爱第三代呢？

首先，不应妨碍和过多干涉自己的儿子、儿媳或女儿、女婿对孩子们的正当教育，尤其切忌当着第三代的面干涉。这样可以减少家庭中矛盾或冲突。

其次，做好孩子的语言教师、生活教师、行为教师、道德教师。做好对第三代的教育，最重要的是以身作则，身教重于言教。老人自己日常生活中的一言一行，甚至音容笑貌，待人接物等，对第三代都有着耳濡目染、潜移默化的影响。

从《上海老年报》曾对上海市 200 名中学生、中专生"心目中的老人"的调查情况来看，现在家庭中的第三代，不但希望自己爷爷、奶奶健康长寿，晚年生活幸福，而且更希望老一辈知识渊博、喜看书报、态度和蔼、讲究礼节，也就是希望老一代人不再仅仅是健康老年人，而且更要是一个知识老年人。他们对于长辈对自己要求严格是欢迎的，但是在"如何教育问题"上，提出希望老年人尊重年轻人自尊心，不能碰到问题就套用"想当年老子……"或者简单采用"回忆、对比"的方法。

第三，对第三代要有节制的爱。俄罗斯的一位教育家，曾把对孩子的爱分为四种：娇纵的爱、专横的爱、包办的爱、明智的爱。我们需要的是明智的爱、有节制的爱，凡是孩子能独立做的事，决不包办代替；凡是孩子不合理的要求，决不依顺迁就。

第四，切忌护短。护短表面看来是为了"爱"，实际上是对孩子的害。护短最大的恶果是使孩子是非不分，逐步走到邪路上。护短的大人是"近视"的，从眼下看来，孩子也许可以受到自尊心的保护和短暂满足。从长远看来，当孩子发现自己品性上的问题时，反过来会埋怨自己、父母、祖父母。"养不教，父之过"，同样适用于隔代的老年人。

老夫妻退休后，利用闲暇时间在家庭中负担照顾第三代的任务，既可减轻儿女的负担，又可充实老来孤独和寂寞的消极生活。与孙儿、孙女、外孙、外孙女共享天伦之乐，无疑对于老年人的身心健康，是非常有益的。

八　测试一下你家庭"角色"的转变情况

如果老夫妻对家庭角色的转变有正确的认识，那么老夫妻对家庭和社会生活中所遇到的各种问题，就能正确对待和处理，这会促进家庭和睦团结。反之，则很可能导致家庭出现矛盾与纠纷，气氛紧张，甚至破裂。

作为老年人，你做得怎样呢？下面是从生活、教育等不同方面拟定的检测项目，请您按照要求进行检测。在下面三种不同程度的答案中，选择出与自己最接近的一种，并做好标记。

1. 对待晚辈能一视同仁吗？

    a. 能，   b. 基本能，   c. 不太能。

2. 在生活与道德方面，对子孙要求是否严格？

    a. 很严格，   b. 较严格，   c. 不太严格。

3. 愿意帮助子女管理家庭生活吗？

    a. 很愿意，   b. 比较愿意，   c. 不太愿意。

4. 经常与子孙们谈心，沟通思想吗？

    a. 经常，   b. 有时，   c. 很少。

5. 对儿、孙、媳妇们的行为，背后议论吗？

    a. 极少议论，   b. 有时议论，   c. 常常议论。

6. 处理有分歧的事情时，能广泛征求意见吗？

    a. 能，   b. 有时能，   c. 很少能。

7. 是否经常用命令的口气对子孙们说话？

    a. 从不是，   b. 有时是，   c. 经常是。

8. 家庭中出现困难时，你的情绪变化明显吗？

    a. 不明显，   b. 不太明显，   c. 比较明显。

9. 了解儿孙们的性格特点吗？

    a. 很了解，   b. 比较了解，   c. 不太了解。

10. 批评教育晚辈时考虑方法吗？

    a. 考虑，   b. 有时考虑，   c. 很少考虑。

11. 具备调节家庭气氛的能力吗？

    a. 具备，   b. 基本具备，   c. 不太具备。

12. 生活中能为儿孙提供一些合理化建议吗？

    a. 常常能，   b. 有时能，   c. 很少能。

13. 关心儿孙们的创新行为吗？

    a. 很关心，   b. 比较关心，   c. 不太关心。

14. 是否主张儿孙们的婚姻自由？

    a. 主张，   b. 比较主张，   c. 不太主张。

15. 能否及时发现子孙们的行为变化？

a. 能，　　　　　b. 有时能，　　　　　c. 很少能。

16. 对子孙们信任吗？
　　　a. 很信任，　　　b. 比较信任，　　　c. 不太信任。

17. 经常反复唠叨一些小事吗？
　　　a. 不，　　　　b. 有时，　　　　　c. 经常。

18. 在子孙们面前能表现出热爱生活的特点吗？
　　　a. 能，　　　　b. 基本能，　　　　c. 不太能。

19. 你经常能和子孙们一起看书学习、研究问题吗？
　　　a. 经常能，　　　b. 有时能，　　　　c. 很少能。

20. 在子孙们面前说过别人的闲话吗？
　　　a. 从没说过，　　　b. 说过，但很少，　　　c. 说过，且较多。

选择出答案后，请统计所得总分。计分办法是，a、b、c 三种不同答案，答 a 得 3 分；答 b 得 2 分；答 c 得 1 分。满分为 60 分，最低分为 20 分。

如果你得分在 51 分以上，说明你做得很好。如果你的得分在 41～50 分之间，说明您做得比较好。若你的得分在 35～40 分之间，说明你做得一般，只要稍加注意，与改进自己的做法，就会取得好的效果。若你的得分是 30～35 分之间，说明你处理问题的方法与态度，还存在着比较明显的缺陷，需要进行较大的改进。若你的得分在 30 分以下，说明你在各方面都做得很差，需要进行彻底的改进，否则，将给家庭带来不良的影响。

老爸老妈们，你们不妨测试对照一下自己。

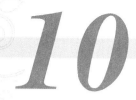

10

老爸老妈的日常生活保健

《管子·形势》（春秋时期管仲著）说："起居时，饮食节，寒暑适，则身利而寿命。起居不时，饮食不节，则形累而寿命损。"可见饮食起居、生活保健对人的身体健康是至关重要的。老爸老妈作为生活的伴侣，在共同生活中更应倾入更多关注，互相关心，互相监护。

一 生活起居的科学安排

"饮食有节，起居有常，不妄作劳"是古人的长寿经验。从现代医学观点来看，也是很符合科学道理的。"起居有常"包括以下内容：

1. 制定合理的生活制度：既应适宜四季气候的特点，以及每天早晚变化的规律，又应根据每人的年龄、体质、地区、习惯条件等不同情况，因人制宜，因时制宜。

2. 安排适宜的生活环境：一是环境的适应，如注意调节室内温度与湿度。及时增减衣服等。二是环境的创造，如老年夫妻可以养花、植树、美化居室、卫生扫除等。

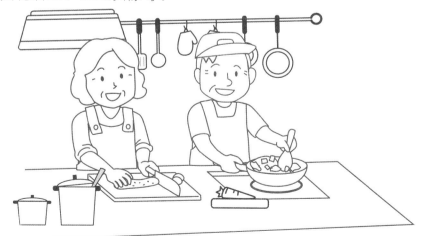

3．注意一般起居宜忌：如注意劳作宜忌、房事宜忌、睡眠的宜忌等，调摄精神形体，增强体质，提高防病能力，避免外邪的侵袭。

那么，老夫妻究竟如何科学地安排好自己的生活起居呢？

1．睡眠：早睡早起，午餐后要有一次小睡，一般不超过1小时。由于早晨起得早，经过几个小时的活动，早餐后可以小憩一会儿，使体力得到恢复，这比较符合老年人的生理需求。午餐后常使老年人感到乏力，小睡1小时左右正好适应这一生理情况。

2．饮食：食要定时定量，每餐不要过饱。高龄老年人适宜少吃多餐。饮食以清淡及容易消化的食物为主。

3．大便：老年人往往容易便秘，大多是功能性的，预防便秘比吃药通便要强很多倍，俗话说"大便通，一通百"。老人要培养定时大便的习惯。

4．个人卫生：应经常洗澡擦身、换衣，保持个人清洁卫生。

5．运动：勿懒勿躁，贵在坚持。有活动能力的老年人，应以室外活动为主，室内活动为辅，以便充分利用阳光、空气、场地等自然条件，每天从事各种有益健康的活动。活动的项目和运动量，可根据自己的身体情况决定，但要持之以恒。

室内活动多和个人的兴趣及爱好分不开，但也要有计划，与室外活动交叉进行。有些活动如书法、绘画、手工编织、种花等，也是可以长期坚持的。体质较差或患较重慢性病的老年人，应以室内活动为主。

对长期卧床的老年人，要有一定的安排，生活要有规律。如应定出睡眠、洗漱、洗澡、洗头、换衣、吃饭、休息、听读书报、听广播、看电视等时间，每天应定时开窗换气，在床上做深呼吸、活动肢体等。

二　居室要求

老夫妻的居室方向最好朝阳，不仅房间冬暖夏凉，而且阳光对老年人的健康意义很大。朝阳方向能保证充足的日照。早晨柔和的阳光，使人心情舒畅，精神振奋，全身机体放松。阳光的照射，使室内气温上升，尤其在秋冬，温和的环境能改变人体的心肺功能。阳光还具有杀菌的能力，中午前后的阳光通过玻璃照射3小时，可使室内细菌减少90%。但应防止阳光直接照射在老人头面部，以免目眩，午时用窗帘挡阳光，使老人可安静休息。

老夫妻因年老，体温调节功能减退，环境气温过冷与过热，对老年人的健康影响很大。在我国目前现有条件下，一般夏天气温在26℃～30℃，冬天在10℃～18℃，这时老人一般都能较好地适应。如果老夫妻居室的室温过冷或过热，应采取措施。室内气温要保持相对恒定，一天内波动不宜过大。宜在房内放一只室温计，便于随时观察。室温过低关上门窗，加添衣服被褥。冬天应选择性能高、不污染空气的采暖设备。老年人冬天经常使用电热褥会使皮肤干燥、多汗，甚至轻度脱水，故老年人使用时间不宜过久。

夏季室内气温高，打开门窗，使空气流通。如室外温度高，或有雾或雨时，勿开窗户。夏季阳光直射，要挂窗帘，以减少辐射。不要将电风扇对着直接吹，应放远处，放慢挡，时间也不宜过长。

气温突然变化，往往使老人不能适应，特别是冬季的降温，易使老人在此时发病或病情恶化。故每当气象台预报冷空气将至时，要及时做好有效的保暖措施。晴朗的冬天，早夜与中午的温差极大，这时也应注意，不使老人受凉，特别是卧床的老年人。

老夫妻居室应有较好的通风，但不宜有对流风直吹。新鲜空气可刺激人体皮肤血液循环，促进汗液蒸发与散热，使人感到舒适。通风不良，室内空气污浊时，会使老人头晕、疲倦、食欲减退，并增加呼吸道感染的机会。室内的臭味对人也是一种恶性刺激，通风能减少混浊的空气。秋冬季可早、午、夜通风三次。为避免开窗时风的直吹，可在床前用屏风遮挡或在窗上另做小气窗，每次通风10～15分钟。如在夏季，应当早晚开窗、通风换气，窗户可一次多开几扇，时间长些。中午应当关闭门窗，以免室外热空气进入。在清晨或雨后，空气中含有较高浓度的氧气，污染物和尘土较少，空气新鲜是开窗换气较为理想的时机。

如果厨房临近居室，厨房又使用煤炉，特别是一个单元式的住房，当门窗关闭时，排气受到妨碍。为减少二氧化硫污染，宜在厨房装置排风扇。

老夫妻居室环境要尽可能保持安静，噪声易引起老人烦躁。一般来说，噪声越强，越易引起烦躁不安。噪声与音调也有关，强度与频率结构不断变化，可产生更加强烈的不愉快情绪。老年人对噪声适应力非常差，因而少许音响，有时也会干扰老人情绪，使老人感到厌倦和不安，如摩擦声、走路声、拖拉物件声等。如果老人对声音敏感，那么老夫妻可在居室内放置地毯或穿软底鞋。

三　安全和自我保护

由于老年人的生理功能逐渐减低。全身肌力减弱，关节活动欠灵活，动作缓慢，各种活动的协调功能较差，身体不易维持平衡，对危险环境及突然出现的情况不容易立即作出反应、判断和躲避。加上老人视觉、听觉等功能有所减退，因而容易发生绊倒或摔伤等意外。因此，对老年夫妻来说强调安全问题极为重要。

首先，应特别注意防止老年人在改变身体姿势及位置时跌倒。如生病后或卧床时间较久，开始下床活动时、甚至平时起床下地时，常因起身过猛而造成头晕、眼花或心慌。这时，身体采取直立位置，因重力关系脑内血量相对减少，造成暂时性脑缺血，容易跌倒。因此，把起床、下床这一动作分为几步来做比较好。由卧而坐，停一会儿，再由坐而立，起步动作要慢。久坐后不能站起就走，应该在原地站立一下再走。较长时间的站立，对老年人也不适宜，当洗脸、漱口，更换衣服时，最好取坐姿，更要避免单腿站立穿脱鞋袜。由下蹲到立起，更应缓慢并站一会儿再走，尽量少做低头弯腰动作。

体弱的或高龄老年人在活动时，自己也怕摔倒，心理不免紧张，所以要给他们以安全可靠的帮助。老人行走时，步伐缓慢，别人不宜在旁催促，必要时可由别人搀扶或是自己扶着室内的墙壁、桌椅往前走动。平时或上街时，可用拐杖，着地的一端最好带有橡皮头防滑。有驼背或四肢关节欠灵活的老人，可手推小车辅助行走，或随身携带轻便小凳，需要时就能坐下休息。

晚上或睡前以及照明不足时，要减少不必要的活动。床旁最好有一小桌或木横。放置常用的物品，伸手就可拿到。若电灯开关不在手边，可备一手电筒。大小便用具可用高脚痰盂或坐桶，睡前移至离床前较近的地方。上厕所时，因老人下蹲困难，不能持久，可用木板自制大便坐凳，将其架在厕所蹲坑上，或带个小凳子便于扶助起身。

其次，室内的家具要简单，靠墙摆，方便行走。老人行走的过道上不应放置杂物，注意楼梯、过道的光线要明亮。所用家具要结实牢固，坐椅最好有靠背或扶手，可能时再加个椅垫。老人用的坐椅以木制的为好，不要过低，以便起、坐时都省力。床不要过高，以方便上下，床以硬板、铺厚褥为好。地面要平坦，不存污物，不乱泼水，以防滑倒，门槛不宜过高。

老夫妻在日常生活中遇到一些细节问题，也应重视安全。为防止意外发生，老人应避免踏着桌、凳爬高处取东西。冬季不宜穿塑料底鞋，以防滑倒，穿皮底鞋应带胶跟，最好穿布底鞋，舒适安全。不要在睡前或在床上吸烟，要警惕失火。用热水袋或汤壶取暖时，要加布套，以防止烫伤。做家务劳动时，要防止热水、热汽烫伤，切菜、去水果皮时，防止刀划伤。老年人所用的东西，不要经常随便调换位置，便于取用，避免失足或失手。

四 老爸老妈的饮食

饮食调理是老夫妻养生之道的一个重要组成部分，饮食质量的好坏，以及用餐次数，对老爸老妈的健康都有很大影响。一般老夫妻家庭中，应能结合老人平时的饮食习惯与要求，较大程度地予以满足，还可根据老人的具体情况，随时调整。

老夫妻的饮食调理，主要应注意下列几个方面：

1. 热量：老人的热量需要与老人的年龄、性别、体格大小、活动量等有关。60～69 岁老人，每天膳食热量标准为男性 1920 千卡，女性 1760 千卡；70 岁以上老人，男性为 1680 千卡，女性为 1540 千卡。

实际上，老人不应强调低热量饮食，因为这样可能招致体重降低，血浆蛋白减少及抵抗力低下，只要老人体重不再增加，可以自由摄食，不必限量。如摄食量大，且肥胖的老人，则要减少食量，并适当增加活动。

2. 蛋白质进量：虽然联合国粮农组织——世界卫生组织推荐的老年人蛋白质进量，老年男性每天为 75 克，老年女性为 60 克。但实际上老人每天每千克体重进食 1 克蛋白质即可。

3. 饮食组成：老年人由于胃肠道功能减退，不适宜摄取油腻过多的饮食。一般老年人口味以清淡为宜，脂肪占热量的 20%，蛋白质每天每千克体重为 1 克，此外应供有足够的钙、铁、锌和各种维生素。蛋白质中应适当给予一些动物蛋白。某些患心血管疾病的老人可适当减量。脂肪宜以植物油为主，一部分和动物蛋白同时摄入。

关于胆固醇进食量，按当前我国的膳食水平，一般可不予限制。有高胆固醇血症时，每天进量可限制在 500～300 毫克以下。我国膳食中约有 70% 的热量来自碳水化合物，碳水化合物包括大米、面粉、玉米等主食，因老人需要热量减少，碳水化合物的摄入量也相应减少。蛋白质、脂肪、碳水化合物这三者在热量中所占比例分别为 15%～20%、20%～25%、50%～55% 为好。

老人应多吃青菜水果。除增加维生素外，对减轻便秘也有好处。

4. 盐量：膳食中盐量增多和高血压的发病有密切关系。减少盐进食量可使高血压得到有效的控制。因此，老年人盐的进食量，宜控制在每天 6 克以下。

5. 餐次：一般人可每天三餐，食品量可按 3：4：3 分配。老人，可按 4：4：2 分配。高龄老年人可采取少吃多餐的方法，每天 4～5 餐。

6. 调味品：老年人因味觉减退，往往喜食辛辣之味，调味品应用较多，进盐量也较多。除辣椒、胡椒在肛门疾病时不吃或少吃外，一般调味品可以不必加以限制。

7. 烹调：烹调食物的方法要适合老年人的需要，食块以丁、片、丝、糜为主；肉无骨，鱼少刺，多吃煮炖、少吃煎炸；要清淡爽口，避免油腻重味，并做到软、烂、热。老人进餐时，宜细嚼慢咽，避免一口进食过多，改变快吃的习惯。

8. 嗜好：一般对老人的嗜好，除非影响健康，不宜多加限制，以免影响食欲和老人生活情趣。

吸烟对老人健康有百弊而无一利，应劝其戒除。有些老人吸烟几十年，一旦被迫戒烟，精神情绪很大。可以通过逐渐减量，或者针灸、药物等方法戒烟，尤其是高血压、冠心病、慢性支气管炎等病的老人，要坚决戒烟。

对有饮酒历史的老年人，适量饮酒可以减少孤独心理，增加生活乐趣。饭前小量饮酒可增加食欲；晚餐饮酒，可使老人容易入睡。所谓"适量"，一般认为每天不超过啤酒一瓶或低度白酒 50 克。但患有溃疡病，肝、肾疾病的老人不宜饮酒。糖尿病病人饮酒应从每天食谱中，扣除酒精热量。

茶和咖啡，一般不必加以限制。但晚饭后不宜饮浓茶和咖啡，以免影响睡眠。

9. 老人通过饮食能享受到生活的乐趣。因此，对高龄老人的饮食就无需做严格的限制，尤其是蛋、肉、鱼等食品，烹调以清淡些为好，且不宜过饱，以控制体重增长。

10. 老伴可以通过饮食，了解老人的食欲、情绪和进餐情况，以及有无腹泻和便秘等情况。老年人进食少，如果不是饭菜不当，就很可能是病了。必须多加关心。

五　老爸老妈的穿着

随着人们经济生活的好转，美化生活、讲究穿着已提到人们的议事日程上来了。服装设计历来强调要遵循两条原则：一是实用，二是美观。对于老年人的服装设计，也应考虑他们是否能获得美的享受，当然"实用"两字也甚重要。服装的实用，最主要之点是要有利于增进人体的健康。

有些衣料如毛织品、化纤织品等，穿着起来轻松、柔软、挺括、一向受到老人们的喜爱。然而，它们对皮肤有一定的刺激性，如果用来制作贴身穿着的内衣，就有可能引起瘙痒、疼痛、红肿或起水泡。尤其是化纤织物，其原料是从煤、石油、天然气等高分子化合物或含氮化合物中提取出来的，其中有些品种很可能成为变应原，一旦进入机体，很容易引起过敏性皮炎。这类织物带有弱电，容易吸附空气中的灰尘、尘螨，引起支气管哮喘。纯棉织品的透气和吸湿性优于化纤织品，因此在选择衣料时，要有所考虑。如内衣以棉织品为好，外套可选用毛料、化纤织品等，其色泽鲜艳、耐磨、挺括。

人到老年，各种功能明显下降，大脑反应迟钝，肌肉收力下降，动作欠敏捷。机体热量减少。因此，老年人的服装应选择轻、软、保暖性好的衣料，像羽绒衣裤等。款式要宽大些，穿着起来行动方便而舒适。血压偏高或偏低的老年人，尤其不宜穿紧身衣服。

六　老爸老妈的闲暇活动

老爸老妈退休后，由于不需要每天上班，有相当多休闲时间。因此，如何合理有益地安排这些时间，就成为老夫妻日常生活中的一个重要问题。

首先，要理解什么是闲暇时间？闲暇时间和每天不需上班在家的时间是两码事。闲暇时间是指可为个人支配的、并可按个人的爱好所确定的方式消遣的时间。老夫妻在退休后，可以用合理有益的闲暇活动来弥补对生活改变的不适应。

一般老爸老妈退休后，老妈需要忙于家务劳动，照顾小辈，闲暇时间比较少些。有的老爸退休后，也参加或者多多少少协助子女做些家务和照顾第三代，闲暇时间也相对少些。但是，如果老爸老妈在退休前，忙于工作和家务、教育子女，而退休后还是忙忙碌碌于家务和照顾第三代，一点空闲也没有的生活，就会显得单调而无意义，缺乏乐趣。因此，老爸老妈在退休后，应该有属于自己可以自由支配的闲暇时间。

人们一般将闲暇活动分为 5 大类：①文艺欣赏，如看戏、听音乐；

②影视欣赏，如电影、电视；③运动，如球类活动、郊游；④日间活动，如健身操、气功；⑤其他，如闲聊、静坐、娱乐性餐饮等。不同年龄、体质、经历、生活目标、文化层次的人，用于各种闲暇活动的要求和时间是有很大不同的。目前我国老年人的闲暇时间大多花费在看电视、散步、闲聊、养花鸟鱼虫、阅读等。这主要是因为老年人生理和生活节奏的变化所造成的。

但是，调查资料表明，目前很多老年人对自己度过的闲暇时间方式是不满意的。究其原因，是目前的闲暇活动与老年人的要求不相适应。我们可以将闲暇活动分为5个层次，老爸老妈可以按照自己的需求和条件，加以选择。

1. 放松性休息的活动，包括休息或独自养神。

2. 消遣性活动，包括读书、看报、看电视。这类活动也比较放松，对活动的要求也不高。很多老年人以这类活动为多。

3. "发展"性活动，包括旅游、参加社团活动等具有精神上、体力上的活动。由于老年人从工作环境中解脱出来后的不适应。这些活动对老年人是有吸引力的。

4. "创造"性活动，包括绘画、创作等，对老年人来说以自娱性目的为主，要求更多地发挥自己的能力。

5. 竞争性活动，包括竞争性体育活动和其他较剧烈的活动。这类活动需要更高程度的精力和体力支出，对大多数老年人不适宜。

七　生活起居的管理

老夫妻生活起居的管理，是老夫妻家庭保健的一项重要内容，老夫妻俩及家庭应给予足够的重视。

1. 睡眠：老年人的睡眠特点是入睡较慢，且睡眠不深，易醒。据资料统计，75岁的老人每天平均睡300分钟；入睡时间为18.5～37.4分钟，夜间醒的次数可达5.4～8.4次。老人睡眠浅时，仍有时间感觉，故常认为自己睡得很少。实际上，老人应和青壮年一样，每天保证6～8小时的睡眠，老年人每天能午睡半小时至1小时，对于消除疲劳，增进健康是有益的，就是睡不着，躺着休息也是好的。

另一方面，老年人常因睡眠浅，夜尿多或睡前精神兴奋、咳嗽、疼痛等症状，很容易导致失眠。常见家庭的处理方法，有下列几种：①晚饭后，不要喝咖啡或浓茶；②晚间尽量不会客，不看容易激动的影剧、电视，不参与伤脑筋的家务事；③减少午睡时间；④不过早入睡，以免午夜醒后，不再入睡；⑤晚上用温水洗澡，水温宜在 42 ℃以下，或者用热水洗脚；⑥会喝酒的老人，可在晚饭时喝一小杯酒，有条件的也可在临睡前喝一杯牛奶；⑦老年人慎用安眠药物，尤其是有积蓄作用的药物，如巴比妥类药物，其他安眠药也应减量服用。

2. 大便：有的老年人往往不能有效地控制便意，因此老人的住室应邻近厕所，或者床旁备有便器为妥。大部分老年人由于进食少，活动少，肠蠕动功能减弱，以及腹肌无力常有便秘发生。便秘引起腹胀，可加重心脏负担。若老年人用力大便，对血压、心脏负荷的影响要比正常排便大 5 倍，用力排便动作过猛往往会发生意外。因此，老年人必须保持 1～2 天一次大便，否则就应采取措施。

有便秘的老年人要注意下列几点：

（1）如以往有晨起解大便习惯的，应坚持晨起坐便桶。在解大便前先可喝一杯盐开水，以促进肠动。但此法对顽固性便秘往往无效。

（2）利用老年人胃-结肠反射的生理特点，在进食较多的一餐餐后20～30 分钟，老年人去坐便桶，有时能解出大便。无效时可以加用甘油栓或开塞露。

（3）多吃含纤维质的蔬菜，如韭菜、卷心菜等。

（4）上述方法无效时，可在睡前吃缓泻药，如酚酞等。平时，老年人可用自己示指、中指、环指在左侧平脐的腹部，向下作环形按摩。

3. 小便：老年男性由于肾功能减退、前列腺肥大、膀胱颈部硬化等原因，排尿障碍者相当多见，主要症状有尿少、尿闭、尿频、小便失禁、尿线变细等。老年病人在日常生活中要注意：

（1）晚饭后应少喝浓茶、咖啡，也要少喝水，以减少夜尿。

（2）白天老人应尽量去厕所小便，除因病情重，必须卧床用便壶外，应先在床上稍坐片刻，再起立排尿。以免引起头晕等。

（3）如有尿闭时，可先行脐下腹部按摩，尽量避免导尿，以减少尿路感染的机会。

（4）若有小便失禁，应勤换尿布，保持大腿和臀部清洁干燥，防止压疮。

（5）有小便失禁的老年人可进行控制训练，方法为每隔 2 小时给老人饮用 200 毫升开水，然后给老年人便壶小便，从早晨 7 时到晚 9 时，共 8 次。训练 6 周后就可减少尿失禁次数。

4. 洗澡：老年人洗澡时应注意：

（1）避免洗太烫的盆浴，它可使患有高血压、冠心病、脑动脉硬化的老人易于发生意外。原则上，水温应低于 42 ℃。

（2）洗澡时间应限制在半小时以内。

（3）洗澡后应卧床休息半小时。

（4）为减少心脏负担和避免发生意外，可减少洗澡水深度，一般水深在老人脐和乳腺中间的水平为宜。

（5）老年人不应在饱餐后洗澡，尤其洗热水澡。一般至少在餐后 1 小时方可洗澡。

（6）为了防滑，浴盆内应铺防滑垫，或木条板。有条件的家庭在浴室内应安装扶手。

5. 老年人要有适当的体力活动，特别是有规则的运动，可以推迟身体老化。但老年人在进行活动时，要意以下几点：

（1）老年人多参加活动，如晨间散步、打太极拳、做广播操、练气功等，但长距离的慢跑，以及竞争性的体育活动，应予避免。

（2）70 岁以上的老人，即使身体健康，也应减少运动量。

（3）老年人在体育活动前，应先做准备运动。在锻炼中可运动数分钟后，再休息数分钟，间歇进行较为省力。活动后，应做放松活动，然后再休息。老年人在活动时，心率以不超过 110 次/min，有锻炼素质者不超过 120 次/min 为好。

（4）老年人在活动时，如出现心悸、气短、心绞痛发作等，应立即中止活动。

（5）老年人在运动后半小时，才可洗温水，浴水不宜太热。

（6）至少在活动后 1 小时，才允许进餐。

（7）饭后百步走，对患心脏病或脑血管疾病的大多数老年人来说，是不恰当的。

（8）由于老年人感觉较迟钝，行动慢，老人活动场地应在庭院、公园或平整场地进行。避免在人多拥挤的地方，或在马路边上锻炼，以防止跌倒或车祸。老人应避免在晚间或气候变化剧烈的时候进行锻炼。

11 老爸老妈的家庭康复护理

老年人体弱多病，有些老人患上多种慢性病，这些老年人又不可能都在医院住院治疗。因此，很多老年慢性病人需要在家里进行家庭康复治疗。另外，老年人在家庭中的休养生活和医院相比也有一定优点，如家里比医院习惯、舒适，心理压力小，老伴和家属照顾也周到。家庭护理和康复工作的担子，大部分可能需要老伴来承担。为此，我们在此做一些老夫妻家庭护理的简单介绍。

一 老年病人家庭护理要求

老年人不仅心理、生理状况与青年人不同，在疾病表现上也有老年人的特点，因而老年病人家庭护理上的要求，也更具有特殊性。作为老伴必须了解这些知识，才能照顾好自己有病的他（她）。以下几点是病人的老伴和家属应该要知道的：

1. 老年病人心理活动和性格特点：老人的心理特征，取决于老人

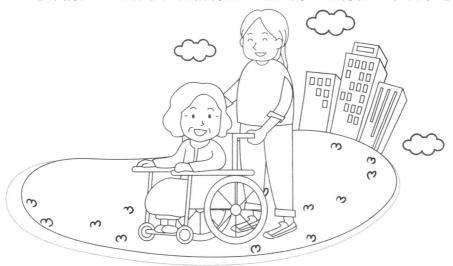

原有的性格。老人由于精神老化，也会导致其心理活动与性格的改变。但是老年病人这些变化，可能表现得更为明显，这些精神老化在老年人中可表现为悲叹、自疚、孤独、抑郁、不安、易怒、固执、自私、贪心、保守、急躁、多疑、爱管闲事等。退休后老人多以家庭为活动中心，故与家庭成员间的关系也会影响到老年人的心理变化。

了解老伴的性格特点，能做好老伴的精神护理，能减少病人的精神负担。如果性格开朗的老伴对疾病毫不介意，那就应使他（她）认识疾病，积极治疗，不盲目乐观。性格内向、抑郁的老伴，则应当开导他（她）。了解老伴的性格改变，还能更好地谅解他（她），消除对他（她）的厌烦和对立情绪。

2. 老年人患病特点：老年人患病具有一定的特点。

首先，因神经反应迟钝，患病后常缺乏典型症状和体征，即使病情重笃，往往表现也较轻，甚至没有明显症状。疼痛是一个常见症状，而老年人常可很轻微或缺乏。例如，老年人发生心肌梗死，据统计有35％～80％的老人无痛；老年人的急腹症疼痛也较轻，就连老年人的腹膜炎，也常缺乏典型的疼痛。有人统计诊断误差率有的可高达40％。老年人尿路感染也常没有尿频、尿急、尿痛症状，但是尿路感染和上呼吸道的感染，往往可使原来缓解的慢性疾病突然发作，如诱发慢性气管炎、心脏病，也可使罹患的严重疾病，如恶性肿瘤加重或恶化。

其次，同样的疾病在老年人中症状的表现，相互间差异很大。例如感染引起的发热，在有的老年人可能是低热；有的老年人可能是高热。

第三，有时老年病人症状的表现与原来的疾病似乎没有联系，如老年人贫血，可能没有头晕、气短、苍白，却出现精神症状，如无食欲、消沉、失眠，甚至精神错乱。还有老人患病后，出现与典型症状相反的表现，如老人患甲状腺功能亢进时，可以没有食欲亢进，却表现厌食等。

第四，老人患病的另一特点为病程长、康复慢、并发症多。这一特点也反映了老年病人更需要良好的护理。由于老人发病隐潜，当症状明显时，疾病已发展至重度，且老人对治疗反应差，因而病程长，恢复慢。例如，老人虽不常发热，一旦发热，则发热的持续时间就较长。老年人患病后并发症多，如阑尾炎并发症可高达 35％以上。老人因抵抗力降低，局部感染很易发展成全身性感染或出现中毒性休克，亦易转变为顽固的慢性过程。老人罹患感染，不论是尿路感染，还是呼吸道、胆道、软组织感染，常为混合感染。

3. 护理老伴注意事项：由于老年人在生理、心理上出现的衰老变化，以及老人患病的特点，在对老伴的家庭护理时，应该注意以下几个方面（老人的家属也同样应注意）。

（1）要耐心对待老伴：老年人由于耳聋、记忆力差，特别是高龄老人还因伴有脑动脉硬化而理解力减退，常不能确切地说出自己主要不舒服的感觉，不能针对性地回答问题，因而要耐心对待老伴，使老伴感到安全、放心。在与有病老伴谈话时，要正面对着他（她），坐在他（她）视线所及之处，应以自然的表现和亲切的态度。说话要平稳，音调不要太高或太低。如果老伴因"耳背"听不清，决不能因要重复而显得不耐烦。由于老人反应慢，说话速度要适当减慢，用词要简单、清晰。老年人的关节僵硬、肌肉萎缩、皮下脂肪少，在进行生活护理时要有耐心，在给老人翻身或其他接触时，动作都要轻柔。

（2）要减轻老伴的痛苦：很多老年病不能治愈，例如对晚期癌症或者有的疾病终末期的老人，要进行积极治疗和护理，来减轻以疼痛为主的自觉症状，这也是家庭护理上极为重要的一环，应尽最大努力减少老伴痛苦，将老伴的自觉症状控制在最低限度。

（3）要善于观察病情：老年病人缺乏典型的症状和体征，老人又不能清晰地诉说自己症状，老人的病情有时会突然恶化，所以应该经常对老伴进行观察，不仅要环绕原来疾病的症状观察，还要注意体温、脉搏、呼吸、血压等生命特征的变化，甚至细小的面部表情。对老伴一般的主诉，如怕冷、疲倦、头晕、腹胀、胸部闷胀等都不应疏忽，要弄清老人所诉说不适的确切含义。如老人所说消化不良，可能包括很多意义，从胃口不好、便秘、腹胀、上腹部不适，一直到胸部闷胀。特别要注意勿把发生的新情况与原来疾病混淆起来，因而在对老伴的护理中，随时注意观察病情，及早发现新的情况是极为重要的。

（4）要重视预防护理：要从老年病人的整体考虑，发现可能危害老人健康的各种问题，预防并发症的出现。开展预防性护理可从老人健康及生活、环境的各个方面观察分析，找出可能发生的问题，然后考虑预防护理的内容。了解老伴的病情，除了老伴的症状体征，还要了解他（她）的一般健康情况、精神状态、营养状况、卫生习惯、睡眠、活动等。例如，老伴有吸烟习惯，病人又是冠心病、气管炎、肺气肿病人，就应劝说戒烟；如体重超过标准20％，又有胆囊炎、高血压，那可采取相应护理措施，使体重逐渐降低。根据统计，在意外死亡的原因中约有1/4的老年人是摔倒所致，而其中一大半是发生在家里。因此，要注意住所楼梯、过道的照明光线。在老年人经常行走、路过处，不宜放置易绊脚的物件。盥洗室内便桶附近墙上，最好安装扶手。居室内宜穿防滑底的拖鞋。虽然在日常生活中，可以发现老伴存在着各种潜在的问题，但有些习惯并非一朝一夕养成，在护理老伴时要加以耐心的纠正。

二　老年病人家庭护理的内容

家庭中常见的老年病人，一般有下列几类：

第一类为脑血管意外的瘫痪病人、晚期癌症老年人、肝或肾衰竭以及大手术后的老年人等。这类老年病人应严格卧床休息。

第二类为重病后急性症状已消失的老年人，如肺炎后、上消化道出血后，以及手术后病情稳定期的老年人；骨折后进行骨牵引的老年人等。这类老年人需要卧床，生活也不能自理。

第三类主要为脑血管意外的恢复期、慢性支气管炎肺功能不全、严重的糖尿病、慢性肾衰竭或年老体弱需要特殊护理照顾的老年人。

家庭护理最主要是在家庭中，创造一个促进健康恢复的精神与生活环境，使老伴在家中能接受良好的医疗护理和康复训练。

当然老夫妻俩可能都是年老多病者，光依靠老伴一个人不能胜任家庭护理的全部内容，还要依靠家庭其他成员或者社区护理人员进行护理服务，但作为老伴了解一些家庭护理的基本知识也是十分必要的。

家庭护理工作包括很多内容，首先是病人家属和老伴应该了解病人疾病的状况，治疗的方法和使用的药物。认识治疗用的器械和药物的形态，使用目的，使用方法和注意事项，其中有些是老年病人本人也必须掌握的。例如安装人工肛门的病人，自己要会控制"定时排便"意识，及进行人工肛门袋的更换、处理等。卧床老年人要会做或会配合做各种功能锻炼。

老年病人每天必须做的家庭日常护理工作，可通过社区医护人员的指导而逐步掌握，其中最主要的是生活护理、饮食护理和并发症的预防（如压疮护理等）。在家庭中接受治疗的老年病人，诊断虽然都已明确，但老年病人病情会随时发生变化，因而对出现的异常情况，老伴和家属应该懂得如何及时采取必要的措施。

1. 晨晚及进餐护理：这是照料老年病人最基本的护理工作之一。

（1）晨间护理：主要是为老伴做好个人卫生，使病人清洁、精神舒畅。如口腔护理、洗脸、洗手、梳理头发、清洁床铺、协助病人排便、翻身。如有鼻导管的病人，则需清洁鼻腔，更换鼻导管。更换床单、衣裤也在此时进行。秋冬季在更换被褥、衣裤时要注意病人保暖，以免着凉。清洁床铺时，由床头扫至床尾，床单、塑料垫单、枕下及病人身下均应清扫。拉平床单、铺好中单、塑料垫单紧塞于垫褥下。在进行晨间护理时，还应注意观察老年病人病情。

（2）晚间护理：为老伴创造一个良好睡眠环境，临睡前也要为病人做好个人卫生及卧床清洁，协助翻身，同时检查卧床部位皮肤受压情况，拉开床尾盖被折于病人膝部，用热水为病人洗脚，女病人尚需清洗会阴部。天暖时还要用热水擦背、擦身。

（3）进餐护理：在开饭前15分钟，不应在房内扫地，以免室内灰尘飞扬。如老人能下床，则宜下床与家人同桌进餐为好。老伴在进食时，有熟人交谈，会使老人情绪轻快，从而增加食欲，但要注意不应一边吃、一边讲，免使食物呛入气管，应在口中已无食物时说话，讲完了再吃。

如老伴不能下床，应尽可能取半卧位喂食，这不仅有利于胃肠道的正常工作，还能防止吸入性肺炎。当老伴不能坐起，可让其侧卧，喂食要慢，仰卧喂食时则应抬高老人头部。

在开饭前 20～30 分钟，要提前叫醒卧床老伴，喂饭前先解大小便，然后在床沿置水盆为病人洗手，将餐巾围于病人颈部。喂食时，以匙接触病人唇边，再送入口中，一般先喂一口菜汤湿润口腔，刺激老年人食欲，然后再喂主食，液质与固体食物要分开喂。如汤面，汤与面条分开喂，一口汤，一口面。喂第二口时，要待第一口咽下后再喂。喂汤时，要病人口张大，放松颈部肌肉，以匙将汤从舌边缓慢倒入，不能将匙放在口的正中倒入，这样易呛入气管。如固体食物与汤一起喂，也易发生误吸。病情许可情况下，可以让老伴饭后暂时平卧。

2. 一般病情观察：通过对有病老伴的观察，能及时了解老伴病情各方面的变化，这对老伴诊断和治疗会有很大帮助的。

作为一个病人的老伴，可能缺乏必要的医学知识，但由于他（她）日常与病人相处，就能随时注意到老人各种细小的变化，即使他（她）不了解某种变化的意义，但只要能及时反映给医护人员，那对病人的帮助就很大了。

一般病情观察的内容很广泛，包括病人各个方面，例如病人面部的表情、举动与态度、精神状态、睡态、皮肤的颜色、皮肤干燥润滑情况、皮肤有无斑点、指甲的颜色、胸部的起伏、脉搏的跳动、呼吸的气味、汗的味道，甚至病人体内的各种声音如呼吸音、喷嚏声、咳嗽声、喉中的痰鸣声、胃中水分和肠内气体产生的声音等，以及病人活动产生的声音，如翻身时的声音、进餐时的声音等，都能反映老伴的病情与内心感情变化。

有病老伴的体味和面部表情，能立即反映出病人的情况。如果能安静平卧、活动自如、能随意保持各种体位，表示病情轻，情况好。如果老伴神志不清或极度衰弱，则四肢和躯干不能随意转动，必须依靠他人帮助，才能移动体位。有的因疾病的影响，被迫采取某一姿势则为强迫体位。面部表情也能反映各种情况，如果两颧潮红、呼吸急促，口唇干裂，表示有急症情况；消瘦、精神萎靡、两眼无神，表示长期消耗；紧皱双眉、闭目呻吟、辗转不安，表明病人有难以忍受的痛苦；出现休克病情危重时，则表现为面色苍白、出冷汗、口唇发绀等。

呼吸情况的改变也能反映出病人的病情变化。正常老年人的呼吸，每分钟为 16～24 次。每分钟呼吸频率的增快，是老年病人一项值得注意的体征。老年病人在疾病后期极容易并发下呼吸道感染，起病往往很隐蔽，体温不升高，而呼吸急促，呼吸次数增加，超过正常呼吸上限。这一征象往往在临床明确诊断前 24～48 小时已存在。因此观察病人的呼吸频率，往往可以作为病情转重的一项指标。呼吸困难是呼吸速率、深浅度和节律改变的总称。病人可表现为呼气和吸气运动增强、胸闷、烦躁不安、鼻翼翕动、嘴唇发绀、冷汗、不能平卧等。

病人的意识状态也很重要，必须注意观察。如嗜睡表现为病人整天处于昏睡状态，但可唤醒，并可按要求做简单动作；而意识模糊时，对周围环境不关心，答话简短迟钝，表情淡漠等。

另外，病人缩小的瞳孔，如突然散大，常表示病情的急剧恶化。对脑卒中的脑出血病人，意识丧失后不是鼾睡，也会发出鼾声，家属要注意观察。对嗜睡病人也要细致观察，有无意识障碍。

也应观察老年病人平时睡眠的深浅，时间长短，有无失眠等。其他如病人的食欲、食量，餐后反应等都需要注意。

三 老年病人压疮的预防和护理

压疮是老年卧床病人最常见的并发症，因此预防压疮的发生及压疮的早期护理也是老年病人家庭护理的重点。

发生压疮有很多原因，但起决定作用的是压力、摩擦力和潮湿，其中身体压力最为主要。根据研究，压力大小与加压时间是造成压疮的主要因素，压力越高，产生坏死所需要时间越少。出汗、粪尿污染造成的潮湿，也会促进皮肤破溃。

昏迷、瘫痪、脱水病人具有发生压疮的绝对危险性；活动受限、大小便失禁、明显消瘦和大于 70 岁的老年卧床病人具有发生压疮的相对危险性。因此，家庭内卧床的老年病人都是压疮的防治对象。压疮发生部位与身体受重压及骨突出程度有关。95％压疮发生于身体下部，尾骶部、坐骨结节、大粗隆等是压疮最好发部位，其他发生压疮的部位有胫骨内侧、腓骨头、踝及足跟、背部棘突突起部，肘关节部和肩胛骨部位等。

预防压疮的护理措施，主要有以下几点：

1. 解除压迫：每 2 小时给老年病人翻身一次，平时正常人夜间睡眠亦会自动改变体位。一个部位受压 2 小时，解除压迫 5 分钟即可预防压疮，在给病人翻身时，要检查受压点皮肤是否已呈暗红色，如有红斑应让该区域不再受压。床单和内衣要平整无褶皱，使支持体重的面积宽广而均匀，对易受重压的部位垫以枕头，使所受压力分散，对突出部位可用气垫圈，使周围不致受压。

2. 皮肤护理：经常清洁皮肤，特别对大小便失禁老人要保持皮肤清洁干燥，必要时在局部，特别是皮肤接触部扑以医用滑石粉。使用便器时抬高臀部，勿将便盆硬插入，便盆接触皮肤处垫以海绵或软纸保护皮肤。出汗多的部位垫以毛巾并经常更换。

3. 促进皮肤血液循环：轻轻按摩皮肤可促进血液循环，但必须避免过度的摩擦。按摩可在给病人擦浴时进行，用 50％酒精或红花酒精按摩全背或局部受压处。全背按摩是用手掌由骶部开始沿脊柱两侧向上按摩，按摩时手掌贴近皮肤，用力均匀，压力由轻到重，再由重到轻，做环形按摩，促使骨脊上的肌肉皮肤活动。待背部由骶向上按摩数次后，再在两侧肩胛、髂部、骶尾部、坐骨结节部按摩，最后再沿背部中央向上按摩，按摩结束后在皮肤上扑以医用滑石粉，以保持干燥。局部按摩可选择病人卧床时最易受压的部位。也可使用小型电动按摩器在受压部位按摩 2～3 分钟，每天 2～4 次。

4. 防止破溃：当受压皮肤已发生暗红时，提示该处有发生压疮的可能，此时即应防止局部皮肤继续受压，可在该处垫上气垫圈避免患处受压，并按摩受压周围的皮肤，即用拇指掌面在周围近处，以环行动作向外按摩，出现暗红色斑块的皮肤上不能按摩，否则将促成皮肤破溃，但可在其上敷以医用氧化锌糊膏，以保护皮肤。

据国外资料，65 岁以上老年人所消耗的药物，相当于 65 岁以下人群所消耗药物的三倍。家庭内老年病人服用的药物主要是由医生所处方的，老伴必须负责正确给药，要保管好药品，并观察使用药物后的反应。

1. 给药须知：任何药品上必须有清楚标签，标明药名剂量或浓度，尽量使用原包装。用纸袋包装的药品需倒入瓶中。给药时间须按规定。平卧床上老人不易吞服药片，最好研碎后溶于水中服用（有的药片不可研碎服用，请注意包装上说明）。老年人不论服用何种药物，应有人陪伴在旁进行观察和帮助，让病人将药全部服下。

开胃药、消化药可在饭前服用。对胃有刺激的药，应在进餐后服用。泻药在两餐间服用。咳嗽药水不宜用水冲服，任何药水服用必须先摇匀。退热药服后要出汗，故均宜在服药后多饮水。

中药煎剂一般可先放在砂锅或搪瓷烧锅中，用冷水浸泡 15～30 分钟，烧开后用文火煎 20 分钟，中药滋补剂可煎时间长一些。凡要求"先下"的药，一般先煎 10 分钟，然后再加入其他药物。标出"后下"的药物，一般可在药物将煎好时，投入煎 4～5 分钟即可，不宜久煎。凡说明"包煎"药物，需要布袋包好再煎，否则会发黏。标明"化服"的药物，一般会粘锅底，故必须先将药煎好后，去渣，再将化服药放入汤药内溶解后服用；也可以将该药稍加水后，隔水蒸后使它熔化，然后再倒入煎好的汤药中，一起服用。

中药煎剂服药时间可上午、下午各一剂，两剂间隔时间约 4 小时，服药勿距进餐时间过近，否则会影响食欲。急性病服药时间不做规定。健胃药宜饭后服，安神药睡前服。慢性病服丸、散、膏剂，可在饭后服用。老年人有恶心、呕吐时，可将药煎浓，少量分次服下，服时不宜太烫，微温即可。

治疗贫血的铁剂、治胃病的各种抑酸药、强心的地高辛、解热镇痛的氨基比林等药物，不宜与中药同时服用。

2. 家庭药品的保管：任何药物都宜原包装或放入专瓶保存，一个瓶一种药，不能一个瓶放入多种药。药瓶必须盖紧，放在避光、防潮、防热的地方，要注意该药是否需须冷藏，是否已过"有效期"。对精神类药物更应妥为保管。

药物保管不妥或时间过久会变质，变质药物不能应用。如白色药片变黄，出现斑点、霉点，糖衣片褪色露底，糖衣层裂开，糖浆混浊有沉淀等。

3. 药物不良反应：药物不良反应是指药物在常用剂量范围内，由于药物或药物相互作用发生意外的、与治疗无关的有害反应，包括副作用、毒性反应、过敏反应、继发反应和病人具有特异性遗传素质反应等。几乎所有的药物都有可能产生不良反应，只是各种药物产生反应的频率与程度不同而已。

老年人药物不良反应发生率很高。据统计，老年人药物不良反应发生率为青年人的 2 倍，而且随着年龄的增加，发生率也越高。据国外资料，60 岁以上病人药物不良反应发生率为 4.8％～15.0％；而 70 岁以上则为 8.7％～21.9％；80 岁以上可高达 24.0％。老年人药物不良反应发生率高的原因是多方面的，例如用药过量；用药种数过多；药物之间的相互作用；服药未遵医嘱；维生素和无机盐摄入量不足；潜在疾病的影响以及老年人机体功能的改变等。近年来，药物不良反应已越来越多地受到重视，因而在家庭护理工作中，必须密切注意观察老伴用药后的反应。特别是对发生的一些情况，要从药物不良反应上考虑，减少老年病人药物不良反应的发生率，不仅是医生的责任，家属如能密切观察，及早发现，及时向医生反映，也是防止不良反应的重要关键。老年人中易于发生药物不良反应的药物，主要有强心药、利尿药、抗生素、镇痛药、镇静安定药等。

护理老伴时，不仅应遵照医嘱给病人服药，对某些能自己服药的老年人，更应不时注意观察，掌握病人的用药情况，才能更有效地防止药物不良反应的发生。

合理安排有病老伴的饮食要从两个方面考虑，一是考虑老年人的食欲和消化吸收功能；二是考虑老年人所患疾病对营养和各种食物成分的需要。

1. 不同膳食的选择：面饭、蔬果、肉蛋类、乳品是四类主要的基本食物。根据烹调时加入水分的多少，食物可制成不同的性状。

（1）普通饭：老伴生病后，如果消化功能正常，又无发热，疾病已处于恢复阶段，又不需要限制饮食，可按平日的普通饭进食。老年病人普通饭中配置蛋白质和维生素含量要丰富。如老人卧床久，活动少，消化力差，应限制油腻、胀气及有强烈刺激性的食物和调味品。

（2）软饭：咀嚼功能差、各种原因引起的消化不良及低热病人可给软饭。软饭也是一天三餐，可另加二次点心。软饭的营养供给量一般略低于普通饭。软饭要求性状柔软、忌油煎、辛辣和过酸的刺激性食品，主食为烂饭、粥、面条、面包、馒头、蜂糕等。蔬菜选用嫩叶、切碎煮烂。鱼可以清蒸或炒鱼片。蛋类可蒸蛋羹、煮蛋、炒蛋等。

（3）半流质：高热、手术前后、咀嚼或吞咽困难、消化功能失调的老年病人可给半流质饮食。半流质每餐量不宜过多，一般一天五餐，安排时间为上午 7 时、11 时、15 时、18 时、20 时。如每天供给碳水化合物 200～300 克，蛋白质 50～60 克，脂肪 50～60 克，总热量已超过 1500 千卡。半流质主要为糊状，可采用粥、面条、蛋羹、馄饨。蔬菜要切碎煮软，可选用菜叶、冬瓜、西红柿、土豆等。鱼、虾可切成小薄片，肉类可剁成肉末，如肉末羹、鱼羹、烩鱼片等。在两餐之间可给牛奶、豆浆、藕粉等，再配以少量点心，如饼干、蛋糕等。

（4）流质：如果老伴因高热或其他疾病引起无食欲，不思进食，或者因口腔、咽喉、食管疾病引起吞咽困难，以及身体虚弱或手术后肠胃道需要休息时才给予流质。流质少量多餐，每 2～3 小时一次。流质供给的热量及营养成分不足，不宜长期食用。流质为液状或在口中能溶化的食物。为了保证营养，流质要选择营养价值高的食物。

流质有普通流质和清流质两种。清流质主要用于腹腔手术后，不宜含有胀气的食物，如牛奶、豆浆、过多的食糖，其余与普通流质相同。流质食物有米汤、蛋汤、牛肉汤、去油鸡汤、菜汁汤、蛋羹、果汁、藕粉、牛奶、豆浆等。每次共200～300毫升。进餐时间可安排在7时、9时、11时、15时、18时、20时。

2. 各种治疗膳食：膳食是某些疾病的重要治疗措施，如不加考虑，即使用药也无法控制病情。为了限制食物中的某些营养成分，必须供给适当的食物。这里介绍几种常用的治疗膳食。

（1）低盐、无盐、低钠饮食：食盐即是氯化钠，平日膳食中每天含盐量为6克，此时钠的摄入量已超过人体需要，多余钠可从尿或汗液中排出。对心脏病、肾脏病、肝硬化、严重的高血压及水肿病人，低钠饮食有助于控制病情发展。控制钠的摄入必须控制食盐的摄入，一般所谓的低钠饮食是指每天食盐摄入量在2～4克，相当于酱油13～26毫升，但长期严格控制食盐，会影响病人食欲。无盐餐是指在食物中不加食盐及含钠调味品，用糖、醋或代用品，但有的食物中本身含有钠盐，即使烹调时不加盐，钠的摄入量也可能有2～4克。如面条、虾米、油条、汽水、皮蛋含钠量高应禁用。此外，蛤贝类、动物内脏、菠菜、小白菜等含钠较多，瓜茄类、谷类、水果中含钠较少。但一般来说无盐饮食也需每天至少供给0.5克食盐，以保证人体钠的最低需要。目前市售的无盐酱油或代盐品，含钾较多，使用过多会发生高钾血症。

（2）低脂、低胆固醇饮食：要求脂肪占总热量20%以下，胆固醇限制在每天150毫克。忌食肥肉、内脏及蛋黄，可食用瘦肉、脱脂奶、豆制品、植物油以及各种蔬菜。某些冠心病、高脂血症、高血压病人需要考虑低脂、低胆固醇饮食。

（3）低蛋白饮食：肾衰竭的病人有氮质血症，要视病情考虑蛋白质的供给量。

（4）少渣食物：患有慢性腹泻、胃肠道出血或手术后恢复期、肛瘘、痔出血的老年病人，避免进食含纤维素高的多渣食品及高脂食物、辛辣或刺激性调味品。

有时，为有病老伴特意配制的合理膳食，不一定会使老伴接受，特别是卧床已久的老人。老年病人胃肠道蠕动减少，消化液分泌也相应减少；也有因疾病时体内的毒素对胃肠道产生的刺激；病人情绪的低落等，都会影响胃肠道消化吸收功能；病人厌恶某种颜色和味道，从而引起恶心，这些因素均会影响老年病人的食欲。为了增进病人食欲，首先要讲究烹调技术，要采取不同的烹调方法，选用各种作料，要考虑到食物的色、香、味，要让病人感觉到进食是一种享受，让他（她）在心理上产生餐前渴望及进餐后的满足感。

12 美化老爸老妈的生活

"爱美之心，人皆有之"，但在人们的传统观念中，又似乎"美"只与青春年少有关，而与老年人无缘。在现实生活中确有一些人，看到老年人穿得漂亮些，便指责是"老来俏"；看到老年人去跳交谊舞，说人家"老不正经"。于是，许多老年人也把自己局限在一个色调灰暗的"角落"，没有欢乐，没有激情，也不讲究仪表，丧失了生活情趣。

有关方面在天津市区对 1096 位老人进行了调查，发现四季衣服齐全，而且比较讲究者，仅有 89 人，只占 8％；在生活情趣方面，有59.6％的老年人，兴趣仅限于养花、看电视；只有 30％的老人，喜欢听音乐或戏曲；对书法、绘画、摄影、旅游、集邮等有兴趣者，更是寥寥无几。这种状况当然与老年人的文化程度、经济条件等有关，但更重要的是观念更新的问题，人们还没有充分认识到美化生活对延年益寿，对促进老年人身心健康的重要意义。

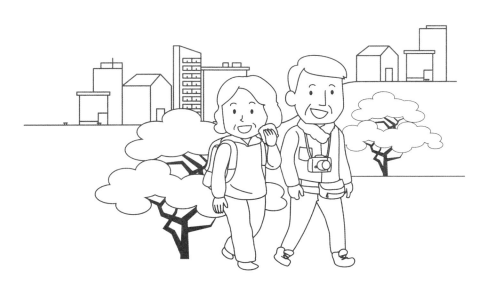

"美与老年无缘"的旧观念，是一种保守的、落后于时代的意识。一个民族对美的要求，往往是这个民族进步与否的标志。随着社会的进步，现代社会的生产已经不仅仅满足人们的实用要求，而且越来越多地注重人类的审美要求，包括老年人在内的所有人的消费方式，以致整个生活方式都不能不包含、不渗透有"美"的因素。

另一方面，现代人寿命的延长，也必然在许多方面突破以往对于老年的禁区，如在学习、运动方面的禁区等。今天有些老人虽已年过花甲，可是他们还精力旺盛，为什么他（她）们不能有美的生活呢？既然我们提倡老年人在事业上要老当益壮、永葆青春，为什么不允许他们在生活上、在服饰外表上也有美的追求，显出"第二春"的活力呢？在很多发达国家中，老年人往往比中青年人更加注意美化自己，这在一定程度上反映了观念的现代化，是符合时代进步要求的。

随着人均寿命的延长，我国老年人的队伍不断扩大，如果这支庞大的队伍得到美化，老年人由此焕发了"青春"的光彩，这对家庭、对社会都是有益的，换句话说，也在美化家庭，美化社会。

冲破旧的观念，也有赖于老年人自身的思想解放，追求美的人越多，习惯势力就越小。老年夫妻应该认识到，人到老年更应该追求美，因为生活不再像青年时期那样充满神秘和诱惑，也不像在工作岗位上那样繁忙、紧张，如果你感到一切都习以为常，没有新意，就甚至会感到无聊。然而美的追求可以使人们重新认识生活、认识自己，帮助老人去战胜单调和孤寂，如果把晚年比作"金秋"，那么在这个季节就不仅应该有收获，还有耕耘，除了努力贡献余热外，也应该把塑造、美化自己作为终生的事情，从而为美化社会做出贡献。

老夫妻美化生活的范围很广，提高文化素养和道德情操，以锻造内在"心灵美"；把这些内在品质，自然地流露于言谈、举止中，就成为"风度美"；培养广泛的兴趣爱好，形成生活的"情趣美"；锻炼身体，讲究服饰以便展示老年人的"仪表美"等。老夫老妻们，勇敢地做一对爱美的夫妻吧！

在美国，很多老年人不愿意承认自己是老年人，而自称为"成熟的美国人"。据调查，有 3/4 的 60～64 岁的美国人，认为自己是中壮年人。这主要是人们的人生观念发生了变化，把五六十岁看作是生活的新起点，而不是末日的开端，人们把退休看作为"第二人生"，即是这个意思。

这种心理上的不服老，有一定客观基础。国外有位学者研究了古往今来人类的衰老状况后提出：随着物质生活的改善，人类健康水平的提高，现代人从精神和生理上都呈现出一种年轻化的倾向，因此当有人问及你的年龄时，你应该毫不犹豫地把实际年龄减去十岁。

怎样使你理直气壮地用自己的实际年龄减去十岁，使你不仅在心理上，而且在外表上、面容上、形体上、气质上、风度上，都无愧于你所回答的年龄呢？办法就是一个，从各方面美化自己。当你步入老年，能够不放弃对美的追求，热爱生活，积极进取，经常注意美化生活，就能够使你年轻十岁。

美能增强老年人的自信心，帮助他们减轻因衰老而产生的心理压力。现在美容外科技术的发展，为老年人提供了使自己变得年轻的机会。一些老年人不仅面容上的皱纹消失了，性格上、心理上的"皱纹"也减轻了，情绪愉快了，重新对未来充满了希望。当然，不一定每位老年人都要去做这种美容术，美化自己的途径是多方面的，如讲究内在美、生活情趣美，可使你精神充实；注重风度美、形体美和服饰美，则可帮助你减轻老态，焕发出奕奕神采。这一切美的追求，都将使你不仅在心理上，而且从外表上显得更为年轻。有一位老同志实际年龄已是 70 岁，但他在心理上自认是 50 岁，他的防老秘诀有两条，一是保持多种兴趣，以排除老感；二是不改青年"行头"。这两条秘诀，不正是对情趣美和形体美的追求吗？

老夫妻追求美，关键是要对自己有要求，不能因为年纪大就不再讲究美了，这样人就会衰老得更快。已九十多岁的著名电影演员秦怡说："人的年龄要逐年增大，这是不可抗拒的，但人的精神状态不能因为年龄增大而松垮下来，体形也不注意保持了，衣鞋也拖沓起来，不仅会给人一个苍老的印象，而且本身的自我感觉也会越来越显得苍老。我就不是这样，从精神上说，无论什么情况下，我都尽量保持开朗、乐观，50岁时我就设法保持三四十岁的精神状态；60岁时，又要努力保持四五十岁的精神状态。"正是因为秦怡这种精神和对美的追求，加上常年不懈的体育锻炼，使他在七十多岁时，依旧双目炯炯，光彩照人，看上去比她的实际年龄要年轻好多岁。如今，秦怡九十多岁了，仍活跃在电影事业上。所以，老夫妻要努力要求自己像年轻时那样爱美、爱生活。

三　充实老爸老妈的内在美

老年夫妻美化自己的首要内容是美化自己的内心世界，追求心灵美。人的内在美，包括文化修养、道德品质、精神境界和志趣情操等。随着年龄的增长，老年人在容貌上，形体上，会失去青年时期的自然美，但却可以通过保持、培养、充实心灵美的方法，通过对真和善的追求，来达到美的更高境界。

因为对于人来说，真、善、美是统一的，与真和善相联系的内在美是最根本的美，是人的容貌、行为、举止和衣着的基础。相貌平常而内心很美的老年人，要比长相漂亮而内心丑陋的人，产生的美感深刻而持久得多。正如俄国大文学家托尔斯泰所说："人不是因为美丽才可爱，而是因为可爱才美丽。"所以，老夫妻大可不必为容颜发愁，追求心灵美会使您具有深刻感人的美，并且在外表上也会焕发出美的光彩。

老年人的内在美表现在哪些方面呢？

首先，要保持进取精神，有所追求，积极贡献"余热"。著名的美国科学家，90岁的查尔斯·何根教授说："一般人认为，老年是一只快要淹没的船，其实并不一定如此。你可以在90岁时是年轻的，也可以在 35 岁就是衰老的，关键在于你是否利用了你的精力。"他就是在将近 70 岁的时候，由于努力研究癌症，而荣获了诺贝尔生理学或医学奖。我们的生活中，那些积极进取，只争朝夕的老年人是美好的。当然，老年人也要正确地估价自己，要量力而行，不可事事与年轻人去比高低。

其次，要加强思想修养，保持高风亮节。老年人不能因为自己退休，就在各方面放松要求，懒散、懈怠，不再重视学习，甚至倚老卖老，怨人忧天，这样的晚年就会失去光彩。

第三，乐观豁达是老年人的一种独特的美。只有身心经过岁月的磨练，饱经人世沧桑的老年人，才会在精神品格上更多地具备这种美。生活中那些乐观豁达的老年人，总是红光满面的，受人尊敬和爱戴。保持乐观愉快的方法很多，最根本的是有正确的认识。年过九旬的胡厥文老人说："人首先要器量大，一百件事中有九十件满意，只有十件不满意，应该全面来看，不能老想那十件事；即使九十件不满意，只有十件满意，也应该多想想那十件事。"

四　老爸老妈要追求风度美

现代社会赞赏人的美，绝不仅仅限于容貌和身材，而越来越注重于人的风度。简单地说，风度就是人的内在美的外在表现。人的容貌也许很一般，但是如果有了动人的风度，就可以魅力超群。

老爸老妈怎样追求风度美呢？

1. 要有积极追求风度的意识：应该确信自己是有风度的，因为每一个人长期所从事的职业会使他带有不同于其他职业的风度特征，如军人的挺拔矫健；工人的朴实忠厚；学者的深邃严谨等。除了职业的影响外，你还应该有意识地注重风度美，不要因为年老而忽略自己在公众场合的形象，在言谈举止，待人接物中要讲究适度、得体。

2. 要注意提高内在的精神修养：美国前总统里根的夫人南希，由于其举止优雅，被评为美国十大健美女性，其秘诀就是她所说的："当我越是不断地学习，不断地求得进步，我就会对自己的了解越多，自信心也就会油然而生。这时我的外表、举止、仪态，就会自然地表现出一种特定的大方。"老年夫妻如果能努力学习，不断提高自己的文化素养和道德水准，这些内在素质的积累，必然使你表现出美好的风度。

3. 老夫妻应具有长者风度：老年人的长者风度主要表现为以下几个方面。

（1）和蔼慈祥：这是老年人乐观豁达精神在容貌上的体现，是热爱生活关心下一代情感的流露，也展示了老年人宽厚待人的品格。

（2）智慧优雅：老年人的知识和经验会使他们在言谈举止中，显露出更多的智慧之光。

（3）端庄稳健：老年人的智慧和经验，使他们在很多问题上表现出更多的深思熟虑，关键时刻能够沉着应变，遇事有较强的自我控制能力。

（4）学习和锻炼：老年夫妻还应该多从艺术作品中吸取美的精华，注意从电视、电影中观察学习那些有良好风度的人物形象。同时要积极锻炼身体，以获得充沛的精力和灵活肢体，这就会使你的举止轻松、潇洒，更加神采奕奕。

五　美好的生活情趣

什么是生活情趣？简单地说就是人们的兴趣、爱好、玩赏、消遣等。美好健康的生活情趣，反映着人们对生活的热情和向往。这对老年人尤为重要，它可使老人晚年生活有所寄托，并且放出新的光彩。专家们发现，对自己的生活和周围事物具有强烈的兴趣和爱好，是长寿者的一个重要个性特征。

美国心理学家斯开纳尔在他 78 岁时，完成了著作《欢度晚年》一书。他在书中说："老年人应该重视有趣而有益的事，其结果比容易得到的一切要好得多。"这就是我们所提倡的"老有所学""老有所好"。

许多老同志在工作岗位上如鱼得水，离退休后便感到空虚、孤寂，甚至会感到惆怅、悲哀。这时，如果能在生活中找到一两件有趣的事情，坚持下去成为爱好，精神就会感到充实。英国大哲学家罗素曾说过：“如果你有广泛而强烈的爱好，并参加一些力所能及的活动，你就会变得有理智，而不会去考虑你已经度过的岁月，更不会去考虑你的有生之年，也许它是短暂的。”

美好健康的生活情趣，不仅可以学到知识，精神有所寄托，还可以陶冶人的性情。很多老年人喜欢种草、养花，整日忙碌，为花草付出了精力和感情，从中得到愉快的享受和满足。美好健康的情趣，还会使人奋发进取，不断提高自己的技艺，无论你是钻研摄影，还是潜心写作，或是学习烹饪，你都会努力调动自己的积极性，使爱好结出硕果，而且，也会为社会做出有益的贡献。

有位英国的老年学学者曾说过：“应该正确地对待老年，当你逐渐变老，力气和身体衰弱下去，智力也变得迟钝的时候，你应该创造新的生活领域，以补偿失去的方面。”老年夫妻们，尽可能去做你们过去无暇顾及的事情吧！

六　老爸老妈的健美

老年夫妻不仅追求内在美，而且也要讲究外表美，因为真正的美总是内容与形式、心灵与外表的完整统一。在外表美中，最重要的是身体的健美，一个人如果没有结实挺拔的身躯，灵活矫健的步伐，再漂亮的服饰也掩盖不了人的老态龙钟，当然在身体健美的基础上，也要讲究美容妆饰和服装美化。否则，人也会显得老气横秋。

老年人呈现衰老的外貌，更需要通过健美锻炼，美容妆饰，美化服装来弥补自然美的不足，这对延缓人的精神老化大有益处。在日常生活中，那些鹤发童颜、步履矫健、衣着整洁的老年人，不仅使别人忘记他们的年龄，而且老年人自己也获得生活信心和热情。

对于老年人来说，任何适度、持久的体育锻炼，如散步、自行车、游泳、打拳等，都能使人健美。我国的科学工作者对坚持锻炼老人的脊柱做过检查，发现其关节活动幅度及肌肉、韧带的弹性都保持着青年时期的良好功能，甚至比不锻炼的中年人还要好，这表明健美锻炼是保持青春常在的关键。

老年人的健美锻炼要有自己的特点，追求年轻化，但又不能等同于年轻人。在形体锻炼上不可急于求成，应以保持良好的体态和充沛的精力为主要目的，不要过分追求年轻人那样苗条的身姿和发达的肌肉。在美容化妆上，以淡雅为好，浓妆艳抹反而会暴露老态。如果把青年比作朝阳，老年人则可比作夕阳，朝阳和夕阳各有不同的美，老年人既要保持青春活力，又要充分展示自己的深沉和含蓄之美。

如果从老年人的身体特点出发，又有一些特别需要注意的问题和特别要加强锻炼的部位，只要坚持锻炼，都会有利于老年人的身健体美。

1. 健美的关键：防止老年性形体变矮是保持老年人形体健美的关键。

许多老年人发现自己比年轻时矮了一截，这是因为 40 岁后，随着脊椎骨的生理性弧度改变，腰背部就逐渐弯曲，加上关节间隙紧缩，人的身长就会缩短变矮。这对于本来就不高的一些老年人来讲，外观影响就更大了。如何减缓这个自然变矮过程呢？专家们建议，进行各种功能锻炼，以伸长脊柱和双腿，提高脊柱关节、韧带柔软性；按摩躯干部位的肌肉，增强肌肉的活动和血液循环；注意保持脊柱、颈部和背部的正常形态。以上方法如能长期坚持，并且越早开始，就能有效地防止身体的自然变矮，保持青壮年时期的风姿。

2. 健美的重点部位：腿部、腰腹、脊柱是老年健美锻炼的重点部位，因为这三个部位最容易暴露人的体形老态。散步和慢跑可以使腿部、腹部健美。散步能消耗一定的脂肪，特别能锻炼腿部肌肉、关节，尤其是膝、髋关节，使机体灵活，要达到此目的，散步要有一定强度，不可过慢，每天一次应不少于 30～40 分钟。慢跑是防止老年人肌肉萎缩的最好办法。国外学者发现，练慢跑的中老年人腿部肌肉的力量比一般中老年人要大 5～7 千克。慢跑时间应每天不少于 10 分钟。但对很多年老体弱的老爸老妈来说，还是以散步为宜。此外，早上压腿，向前后左右踢腿，亦可保持腿部健美。晚上进行仰卧起坐，仰卧举腿，可以使腹部平坦、结实。

3. 腰背锻炼：加强腰背锻炼，可以改变脊柱的不良行形态。方法：①仰卧抬臀。仰卧在床上，伸开双肩和两足跟撑起，抬起臀部。②站立，腰部向前后左右环绕等。

如果老人能坚持以上各种锻炼，你就会有矫健的步伐，匀称的腰身和挺直的后背。当然，对老年人不能一概而论，要根据每个人具体身体情况而定。

4. 适合老夫妻的健美操：向老夫妻介绍一套能够活动全身各部位的老年健美操。

（1）脖颈部：

1）头向左向右转，向左向右屈，向前向后运动，向前向后左右环绕，每天2～3次。

2）头向上时，用力抬下巴，头向下时用手顶住额部，向左右转时用双手捧住脸颊，左右摇头时用手指抵住太阳穴，这样都可以使颈部受到抗阻锻炼。每天2～3次。

（2）肩部：

1）抬高肩部至耳下，坚持一会儿，放松，反复10次。

2）双肩向前后绕环，做10次。

（3）肩、臂和胸部：

1）双臂做前后划圈动作，做10次。

2）双手握于脑后，两臂屈肘向前合拢时含胸，低头，向后伸展时挺胸，抬头，做10次。

（4）腰部：

1）向左、右做体侧屈，每侧10次。

2）两臂侧平举，向前弯腰时右手向左脚方向转，再用左手向右脚方向转，反复10次。

（5）腰和大腿部：

1）原地跑步，把腿尽量抬高，30下。

2）在附近跑20秒。

（6）臀和大腿部：

1）做半蹲式动作，仿佛坐在椅上，曲膝，坚持5～10秒，重复5次。

2）叉腰，屈膝抬起左腿，坚持 5 秒后换右腿，各 5 次。

（7）小腿部：

1）站立，脚跟抬起，坚持 5～10 秒，放下，重复 10 次。

2）在做 1）动作时，两臂上举，手指向上伸直。

以上老年健美操简单易学，每一部位均有两种动作，可以隔天交替练习，若能配上轻松优美的音乐，效果会更好。长期坚持，必会得益。

七　老爸老妈的美容

美容妆饰的确有一种神奇的力量，老年夫妻切不可放弃在镜前美容的机会。假如你能经常注意面部皮肤和头发的保护和修饰，就可以弥补自然美的不足，使你容光焕发，同时内心也会感到满意和快慰。

1. 头发的护理和修饰：老年人中，有些人头发依旧乌黑，有些人则变得灰白、稀疏和干枯。无论怎样的头发，加强护理、进行适当的修饰都是必要的。首先应坚持早晚梳发，梳发能刺激头皮的血液循环，有利于头发的生长，还可保持头发的清洁、整齐、润泽和弹性，注意梳头时用力不要太大，梳子也不可太尖，以免损伤头皮。老年人头发较干，洗发次数不宜太勤，5～7 天一次即可。最好用中性的洗发精，洗发后要涂抹一点发乳或发油。夏天，老人外出要戴草帽，防止过度暴晒后损伤头发。有些老人满头银发也很有风采，不一定都要染发。

2. 老年妇女发型的选择：老年妇女以短且简单的发型较好，长发或半长及肩的发型，容易使人注意到发丝的枯干和稀疏。一般来讲，年轻姑娘烫发会显得老成，而老年妇女烫发会显得年轻，并且可使头发显得蓬松、丰满。有些妇女从不烫发，几十年都是直直的短发，如果能改变一下发型，那么你的心理以及外表形象，都会有令人满意的变化。烫发不宜太勤，半年或一年一次为宜，发卷宜大。洗发后，要用一点护发素，便于梳理。如果你的身材较好，盘起来的发型会使你显得端庄、高雅。

3. 面部皮肤的保护：老年人的皮肤虽然已被无情的岁月留下痕

迹，但是适当的养护，可以延缓皮肤的进一步老化，并且健康红润的气色，依旧能使人产生美感。

老年人要有健美的肤色，首先，要保持乐观愉快的心情，精神振作必然容光焕发，而精神抑郁，忧心忡忡则会使容颜憔悴。其次，要坚持体育锻炼，经常到户外活动，呼吸新鲜空气，身体健康了，气色也会显得红润。第三，要注意营养和睡眠。多喝水对皮肤美有好处。晨起坚持空腹喝一杯凉开水，是很多老人美容的秘诀。第四，老年人要加强皮肤的护理。洗脸时选用碱性小，对皮肤有一定营养作用的香皂。老年人皮肤干燥，可以隔几天用一次香皂。洗脸后应使用护肤品，要选用含一定油性和营养物质的护肤霜，脖子和手也应涂抹护肤霜。

要使皮肤红润，应在早、中、晚各做一次按摩。具体的方法是：先将两手搓热，然后用双手掌在面部上下揉搓，直到脸上发热为止，每次3～5分钟。注意手法要柔轻，不可将皮肤上、下、左、右牵动，那样反而会增加皱纹。

老年妇女还可以进行厨房美容：打完鸡蛋后，将蛋壳里的蛋清涂抹到脸上，20分钟后洗去，可使皮肤光洁。用蜂蜜掺水涂脸，可使皮肤柔软。用黄瓜、西红柿、柑橘、香蕉等蔬菜、水果汁抹在脸上，可以给皮肤补充营养。

4. 淡妆增色：老年妇女外出或在家中接待客人，化淡妆可为你增色。方法是：洗净脸后，均匀地涂抹一层有油性的霜脂，用手指沾一点胭脂，涂在面颊上，注意不要用橘色和棕色，可用红色，扑一点粉，不宜太多，否则会渗到脸上的纹路里。在嘴唇上，可以抹一点唇膏，颜色可以鲜艳一些，但不要用橘色，那样会使牙齿显得更黄，最后稍稍用眉笔描画一下眉毛。这些步骤很简单，5分钟可以使你颜面生辉。

此外，还可佩戴一些饰物，如戒指、胸花、珠形耳环等，不宜戴短项链，否则会让人注意脖子上的皱纹。

八　老爸老妈的服饰

讲究服饰美，可以使老年人焕发青春，显得生气勃勃，更好地体现风度美。英国前首相撒切尔夫人曾谈到："我对时装一向有非常浓厚的兴趣，因为衣着美观整齐，使人看了便有赏心悦目之感。"在发达国家，老年人往往比年轻人穿得更漂亮、更时髦，以此弥补衰老的形貌。

我国老年人以往受到许多条件的限制，大半辈子都是和工作服、制服、军装打交道。到了晚年，时代在鼓励人们美化自己，老年夫妻不妨也跟一跟潮流，讲一点服饰美，不要怕人说"老来俏"，也不要认为退休在家，穿得漂亮也没人看。其实，衣着美观不仅给别人带来美的享受，而且首先是给自己带来愉悦，并且美的服装会提高你在一切交往、活动中的自信和勇气。在城市中跳广场舞的大妈们，都服饰鲜艳，充满活力。老人合唱团、老人时装队的老人们，一个个更是生气勃勃、神采飞扬。

老年夫妻怎样美化自己的服饰呢？

这应该根据自己的年龄、肤色、形体、气质、经济条件等特点，对服装的色彩、样式和质地进行选择。

1. 色彩：先从选择"过渡色""中间色"开始，如暗红色、深紫色、银灰色、浅米色、姜黄色、湖绿色等。如果你不习惯穿这些颜色的外衣，可以先从衬衫、毛衣开始。我国老人肤色多为黄色或微黄色，春夏季穿浅色如米色、驼色、浅蓝色、浅绿色服装会显得有精神，而过于深暗的服装，会加重人的苍老感。当然，体态较胖老人的服装，尤其是裤子、裙子颜色要深，但也不一定都要青、蓝、灰传统的格调，可以选择咖啡色、墨绿色或者带竖条纹的服装。

2. 样式：如果你在服装色彩上还有所顾忌，可以先从服装款式上作一些改变。西装对一般老年人都是适宜的，使老人看上去庄重、大方。如果你身材适中，穿筒裤会显得精干、利落。老年人都爱穿西裤，且裤腿较短。老年妇女若穿半高跟鞋，最好是裤长能盖及脚面，可增加下身的修长感。近年来，流行的夹克衫、运动服、羽绒服、风衣等是不分年龄的，老年人穿上这些服装，会显得潇洒、年轻。夏季，消瘦形的老人宜穿宽松飘逸的衣裤。老年妇女不宜穿无袖的衣衫，因为手臂上方容易暴露人的年龄，西服套裙或短袖衫配筒裙是适宜的。

3. 质地：在经济条件许可时，老年人可在服装面料上比年轻人讲究一些。因为老年人不会总是追赶"潮流"，好一点的质地不仅耐穿，而且能为老年人增添深沉、高雅的风采。毛料西服使老年人显得更加庄重。羊毛衫、毛衣外套使女性老人丰满、端庄，而灯芯绒猎装、皮夹克等会使男性老人显得干练、洒脱。